Über die Lust am Gehen

Über die Lust am Gehen

Wie Sie mit 10.000 Schritten täglich
Ihren Zielen näher kommen

Daniela Cortolezis

Impressum

1. Auflage

© Daniela Cortolezis, 2022

Nachdruck, auch in Auszügen, darf nur mit ausdrücklicher und schriftlicher Genehmigung durch Daniela Cortolezis erfolgen. Kein Teil dieses Buches darf ohne schriftliche Einwilligung der Herausgeberin Daniela Cortolezis in irgendeiner Form reproduziert werden oder durch elektronische Systeme verarbeitet, vervielfältigt oder veröffentlicht werden.

Alle Rechte vorbehalten.

Die Autorin geht davon aus, dass die Angaben und Informationen in diesem Werk zum Zeitpunkt der Veröffentlichung vollständig und korrekt sind. Die Autorin übernimmt nicht, ausdrücklich oder implizit, Gewähr für den Inhalt des Werkes, etwaige Fehler oder Äußerungen.

Coverdesign & Buchsatz: Yvonne Kraus

Herausgeberin und Gesamtverantwortliche:
Daniela Cortolezis
Rosenhang 26
8010 Graz

Für meine Familie, die ständig auf Achse ist

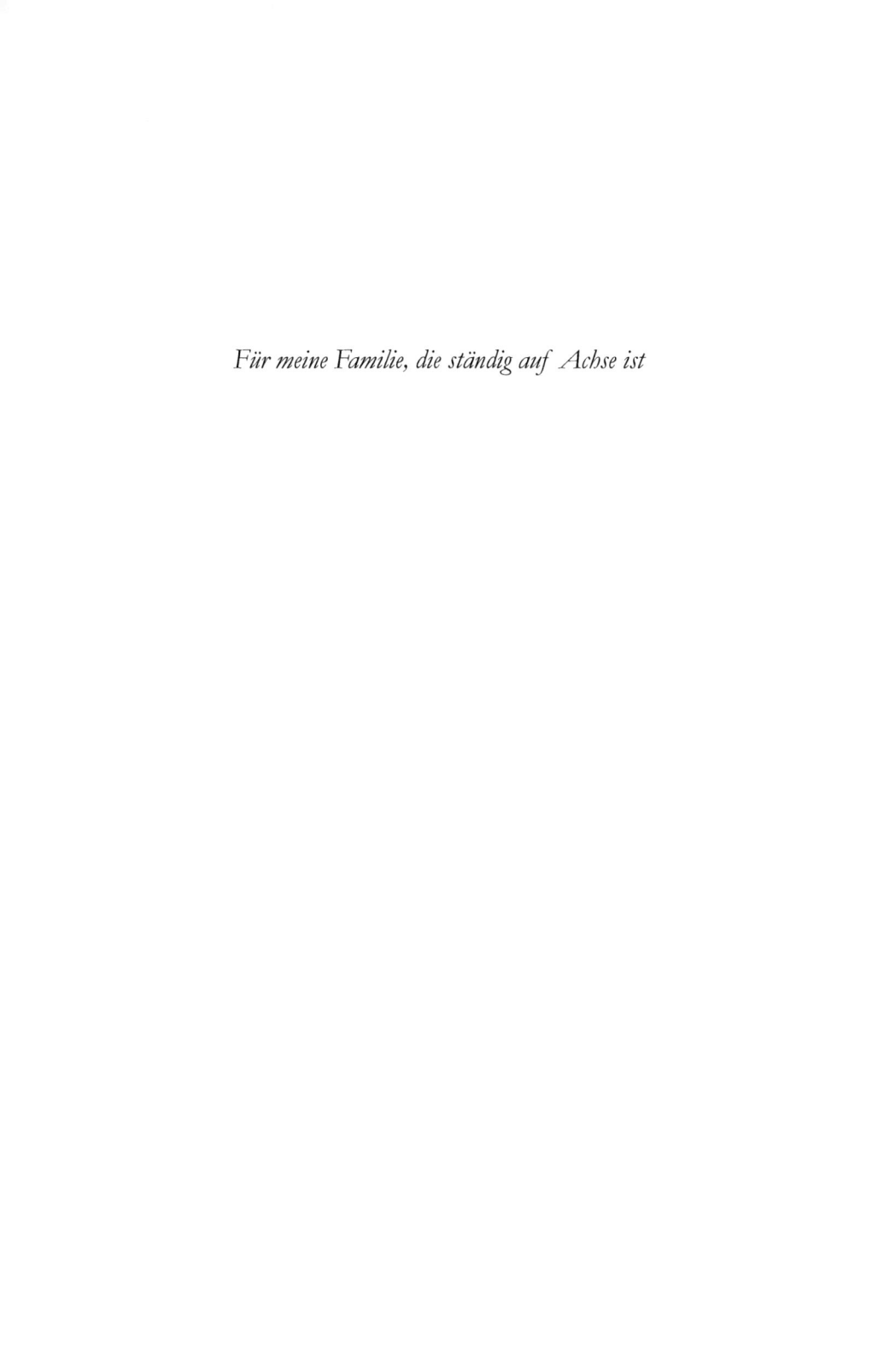

Über die Lust am Gehen

Inhalt

Vorwort	11
Für wen ist dieses Buch?	12
Vom Spaziergänger zum Millionär	14
Heute schon 10.000 Schritte gegangen?	16
Spiel mit den Schritten	24
Gehen ist … alles, nur nicht langweilig!	34
Angriff auf die Bequemlichkeit	37
Es war einmal …	40
Ins Netz gegangen	42
Fitness im Grünen	44
Essen mit den Göttern	46
Darf's ein bisschen mehr sein?	51
Von der Wiege bis zur Bahre	54
Gehen im Grünen	57
Die Lust am Neustart	59
Gehen wie die Norweger	61
Abschied vom Hochleistungsgedanken	64
Pre-Opening	66
Meine innere Siegesgöttin	69
Ach, die paar Schritte kann ich auch fahren!	72
Abbitte	75
Nicht ohne meinen Personal Trainer	78
Geh-Opening: Do it like Bridget Jones	79
Sei gut zu dir	90

Inhalt

Adieu, Bewegungsmangel	90
Die 10.000-Schritt-Methode: Olympischer Werbegag	94
Das gute Leben: Lifestyle mit Stöcken	99
Achtsam Gehen	108
Walk & Talk	110
Gehen und Kreativität	114
Von Routine und Ritualen	116
Die Stunde, die den Körper verändert	122
Es ist nie zu spät, neu zu beginnen	129
Der lange Atem: Aufgeben kommt nicht in Frage	132
Vom Sonntagsspaziergang zum High Speed Run	139
Von der Leichtigkeit des Gehens	141
Walking in the Rain	143
Tiefseetauchen	146
Wenn die Unlust, 10k zu gehen, höher ist als der K2	148
Game of Walk – das Spiel mit den Schritten	153
Alltagstauglich: Ein Jeder seiner Schritte Schmied	156
Grenzen sprengen	159
Marathon im Garten	160
Lust an der Herausforderung und ein alter Gärtnertrick	162
Gehen auf Krankenschein: Bitte gehen Sie!	172
Von Risiken und Nebenwirkungen	179
Wald-Walking	182
Warum Sie nicht mehr warten sollten	185
The Final Countdown: Noch 15 Tage bis Barcelona	189

Über die Lust am Gehen

In einem Jahr zum Millionär	198
Literatur	202
Über die Autorin	204
Über die Lust am Urlaub im Garten: Weil Garten glücklich macht	205
Das Orchideen-Experiment	206

Im Sinne einer einfachen Lesbarkeit richtet sich die Ansprache im Text an Sie, liebe Leserin, lieber Leser, in jeder Zeile an alle Geschlechter, auch wenn die gewählte Wortwahl anderes vermuten ließe. Das Gleiche gilt für die einzelnen Bewegungsarten. Es wird im Text abwechselnd von Spazierengehen, Gehen, Walken und Nordic Walking die Rede sein. Ab und an sogar von Flanieren. Ich selbst praktiziere alle Varianten, gleich wie ich sie nicht immer differenziert unterscheide und abgrenze. Entsprechend den Anforderungen im Alltag, die variieren können und zu einem kleinen Wechsel der Technik auffordern. Zudem Geschmackssache, ob langsam oder schnell oder beschwingt, mit oder ohne Stöcke. Am Ende zählen die Schritte, die wir unterwegs sind. Schritte, die wir sammeln und die uns, jeder einzelne, jeder noch so kurze, unserem Ziel näherbringen. Dem Tagespensum von mindestens 10.000 Schritten.

Vorwort

Eine Gebrauchsanweisung fürs Gehen läge im Trend der Zeit, gibt es heute schon für beinahe alles wie immer geartete Anleitungen. Auch ich hatte eine solche Abhandlung im Sinn, als ich das bewusst achtsame Gehen für mich entdeckte. Letztendlich schien mir dieses Vorhaben dann doch einen Hauch zu fern und abseits meiner ursprünglichen Motivation, mir jeden Morgen, und das ist nicht immer schön und schon gar nicht einfach, den Wecker um eine Stunde früher als gewohnt zu stellen, um vor Beginn des Tagwerkes erst mal eine zünftige Runde im Freien zu drehen. So der Plan, den ich auf den Prüfstand schicken wollte.

Daraus entstand der folgende Text. Einer, hinter dem mein Ringen mit allen Zweifeln dieser Welt, mein täglicher Disput mit mir selbst, aber auch meine Freude, mich auf den Tag Schritt für Schritt vorzubereiten und auf Sieg zu polen, stecken.

So geht es hier nicht um eine Gebrauchsanleitung fürs Gehen, sondern darum, wie es überhaupt gelingt, dass man sich in Bewegung setzt. Wie man sich spielerisch selbst überlisten und motivieren kann, jeden Tag aufs Neue die Tür auch zu Unzeiten zu öffnen und den ersten Schritt nach draußen zu tun. Täglich seiner Umwelt trotzt und sich nicht von Urgewalten wie Wind und Wetter, Gemütsschwankungen, atmosphärischen Störungen oder von selbstverursachtem, da schusseligem Zeitmanagement beeindrucken lässt. Denn, und das ist das Beste, der zweite Schritt folgt auf dem Fuß. Man muss ihn nur einfach gehen.

Entwicklung und Erfolge stellen sich nur ein durch aktives Tun. Ob immer von Erfolg gekrönt oder während anspruchsvoller Zeiten auch weniger, am Ende zählt die Aktion und gnadenloses Durchhaltevermögen. Freude und Begeisterung werden sich praktischerweise ganz nebenbei und vollautomatisch einstellen. Ein klassischer Beiwageneffekt oder Kollateralnutzen vom Feinsten, den man nur aktivieren müsste. Dachte ich. Und begann zu walken.

Über die Lust am Gehen ist ein Buch direkt von Asphalt, Strand, Wald und Wiese für Spaziergänger, Walker und Nordic Walker, das zeigt, wie Sie es spielend schaffen, mindestens 10.000 Schritte am Tag zu gehen und diese nachhaltig im Alltag zu verankern. Und in einem Jahr auch noch spielend zum Millionär zu werden.

Für wen ist dieses Buch?

Dieses Buch ist für Sie, wenn Sie befürchten, es fehle Ihnen ein bisschen an Bewegung in Ihrem Leben. Es zeigt Ihnen, dass Sie nicht allein sind, wenn es darum geht, mehr Schwung in den Alltag zu bringen. Einfach und unkompliziert.

Das Buch zeigt Ihnen, dass es ganz ohne sportliche Hochleistung funktioniert. So Sie einer solchen nicht über Gebühr zugetan sind, noch keinen für Sie passenden Zugang gefunden

Für wen ist dieses Buch?

haben oder es für Sie aus diversen Gründen wie medizinischen Indikationen nicht in Frage kommt, sportliche Aktivitäten auszuüben. Wenn auch der Unterschied letztlich nur in einem Bein besteht, das ständigen Bodenkontakt hält. Denn tatsächlich ist Gehen eine in der Leichtathletik angesiedelte olympische Disziplin. Der Olymp lässt grüßen. Welche Auswirkungen das aufs tägliche Gehen haben kann, lesen Sie gleich auf den folgenden Seiten.

Das Buch legt Ihnen zu Füßen, wie Sie Gehen in der für Sie richtigen und stimmigen Art und Geschwindigkeit in Ihren Alltag integrieren können. Ohne Aufwand, stressfrei und lustvoll. Wie Sie innerhalb kürzester Zeit diese neue Form der Bewegung lieben lernen und sie bald schon nicht mehr missen wollen. Nicht mehr missen können.

Das Buch führt Ihnen vor Augen und hilft dabei, durch Gehen der vielen tausend Schritte täglich fitter und gesünder zu werden und gleichzeitig Ihren nervösen Geist zu beruhigen. Schon die alten Römer wussten um die Wechselwirkung zwischen den beiden Hauptakteuren Körper und Geist, die uns fest im Griff haben.

Dieses Buch ist ganz besonders für Sie, falls Sie sich noch nicht näher mit dem Gehen beschäftigt haben, oder wenn Sie vielleicht befürchten, Gehen sei nichts für Sie, da langweilig. An dieser Stelle darf ich Entwarnung geben: Gehen ist nicht langweilig. Gehen ist …

Aber lesen Sie selbst.

Vom Spaziergänger zum Millionär

Ich habe meine Rolex gegen einen Fitnesstracker eingetauscht. Die Rolex ist nur Spaß, der Schrittzähler hingegen bitterer Ernst.

Alle Welt geht. Auf und davon, dem Glück entgegen und dazwischen eine Runde durch den Wald. Es wird landauf, landab durchs Gelände gepflügt, als wären wir alle hinter einem Schatz her, der am Ende eines Regenbogens auf uns wartet. Denn irgendein Ziel müssen doch all die Walker haben, die allein oder in der Gruppe quer durch Wald und Wiese stromern und ihre Stöcke mit den Gummihütchen in die Erde rammen. Ein ulkiges Bild, dass Unkundige dieser Art der Fortbewegung glauben lassen könnte, diese Generation habe das freihändige Gehen verlernt und brauche dazu einen Satz Stöcke.

Haben wir tatsächlich das Gehen verlernt?

Die neu zu entdeckende Sportart Nordic Walking legt an Beliebtheit zu, und die Schar der aktiven Spaziergänger, die täglich größer wird und immer mehr Anhänger quer durch alle Altersgruppen findet, spricht eine klare Sprache. Wir alle wollen gehen. Wollen durch die Gegend streifen, bergkristallklare Seen umrunden oder Indiana Jones im Dschungel gleich uns durch riesige Parkanlagen schlagen. Die einen mit Stöcken, die anderen dem Stockwerk gegenüber immun.

Wogegen die wenigsten jedoch immun sind, ist der Wunsch nach Dokumentation. Alles schwarz auf weiß zu sehen. Zu überprüfen, wie viele Kilometer man gegangen ist, wie lange man dafür unterwegs war, ob man sich gegenüber dem Vortag gesteigert hat. Ist eine solche Aufzeichnung doch recht nützlich, wenn einmal nichts geht, wenn sich ein Motivationstief scheinbar aus dem Nichts anbahnt. Oder es draußen vor der Tür Hunde und Katzen regnet. Da ist es unwirtlich, zu gehen.

Ganz im Gegenteil, würde Nike einwerfen. Nike, die Göttin? Ja, genau. Nike, die Göttin des Sieges im Kampf und des sportlichen Wettbewerbs aus der griechischen Mythologie. Sie galt auch als treue Begleiterin in herausfordernden und schwierigen Situationen. Stand hilfreich zur Seite, wenn es galt, die Herrschaft über den eigenen Geist zu erringen und schlechte Gewohnheiten zu überwinden. Ihr Markenzeichen waren ihre großen, weit ausgebreiteten Flügel, eine erhobene Hand und die damit einhergehende triumphale Haltung. So sehen Siegesgöttinnen aus. Nike wurde im alten Athen verehrt, genoss Kultstatus und sollte schon bald meine tiefste Verehrung erlangen. Zu meiner Retterin in der Not werden. Sie war mir als ein willkommenes Zeichen des Himmels erschienen, und ich wollte mein weiteres Schicksal fortan in ihre Hände legen. Sie war diejenige, die mich auf meinen Wegen begleiten und mir beistehen sollte, die in der Lage wäre, ihm Paroli zu bieten … Meinem kleinen Quälgeist im Hinterkopf, auch besser bekannt als innerer Schweinehund. Einem nervigen Gesellen, der mit aller ihm zur Verfügung stehenden Kraft versucht, mich davon abzuhalten, aktiv zu werden und ein kleines Sportprogramm zu starten. Der nie zu schlafen scheint und mir ständig ins Ohr nörgelt, hyperaktive Bewegung sei keine Lösung. Und der mich zwingen will, der Bequemlichkeit Vorrang zu geben. Der mir eintrichtert, ich hätte zu außertourlichen Aktivitäten ohnedies keine Zeit, auch um Willen und Motivation stünde es nicht gut bestellt, und an Durchhaltevermögen mangle es sowieso. Der mir den Spaß an der Bewegung durch und durch madig machen will. Von der Gesundheit ganz zu schweigen. Doch mit Nike an meiner Seite würde ich andere Saiten aufziehen. Es müsste doch eine einfache und vielleicht sogar spielerische Lösung geben, dem kleinen Querulanten in meinem Kopf die lange Nase zu zeigen. Und die gab es tatsächlich.

Ich war jetzt auf Erfolg gepolt. Oh! Wie wollte ich triumphieren!

Heute schon 10.000 Schritte gegangen?

Mens sana in corpore sano. Das lateinische Sprichwort bedeutet, dass ein gesunder Geist auch einen gesunden Körper braucht. Unsere beiden Protagonisten im Spiel um die Schritte. Ziel ist es, 10.000 Schritte pro Tag zu gehen. Unabhängig davon, wie kompliziert unser Alltag gerade ist. Schaffen wir weniger, gibt es Mittel und Wege, doch noch ans Ziel zu kommen. Gelingt es uns, mehr Schritte zu gehen, haben wir einen Schatz, auf den wir auf unserem Weg zurückgreifen können. Alles, was uns unterwegs begegnen wird, ist das tägliche Ringen um jeden einzelnen Schritt auf dem Weg zum Olymp.

Aber nicht immer ist der Körper willig. Manchmal schwächelt er und präsentiert täglich neue Zipperlein. Ist nicht so fit und gesund, wie man ihn sich wünschte. Dann sollten Sie Ihren Geist einmal näher unter die Lupe nehmen und sich ernsthaft zur Aufgabe machen, ihn im Zweifelsfall auf Vordermann zu bringen.

Um dieses Thema kreist der folgende Text auf der Suche nach Bändigung und Zähmung unseres unberechenbaren Verstandes, der sich nicht immer vernünftig zeigt. Manchmal ungestüm wie ein junges Fohlen durch die Gedanken jagt und sich nicht an die Zügel nehmen lassen will, um mit uns gemeinsame Sache zu machen und dieselbe Richtung einzuschlagen.

Wie aber kommt man nun zu einem solch tauglichen Gefäß für den ständig Unruhe stiftenden Geist? Sei es, dass er uns ungebührlich antreibt, manches Mal damit sogar ins Unglück stürzt oder uns kontraproduktiv in die Parade fährt. Uns zur Untätigkeit auffordert oder in Abenteuer hineinreitet, für die wir in Wahrheit gar nicht bereit sind. Ein Dilemma, dem man sich nicht immer entziehen kann und dessen Lösung darin liegt, nicht nur in kritischen Zeiten mehr Augenmerk auf den Körper zu legen. Um den rastlosen Gesellen in unserem Kopf zu besänftigen, zu beschwichtigen und vor allem zu beruhigen. Auf dass er sich wieder seinen eigenen Angelegenheiten widmen kann.

Dazu hat jeder von uns seine eigene Vorstellung von einem gesunden Körper in einer bewegten Welt und einem Leben voller Aktivität und Bewegung. Das ist schön. Sehr schön. Auch wenn man es sich manchmal immer wieder sagen muss. Der Wiederholung zusprechen und sich die dazu notwendige Aktion oft gebetsmühlenartig vorsagen muss, so lange jedenfalls, bis die Gehirnwäsche greift und der Geist bereit ist, dem schlappen Körper Signale zu senden, dass es höchste Zeit ist, aufzubrechen. Die Untätigkeit und die Bequemlichkeit, in der es sich vortrefflich einrichten lässt, in der man sich genüsslich räkeln, ja, suhlen kann, einfach hinter sich zu lassen. Die Beine in die Hand zu nehmen und sich aufzumachen, um hinaus in die Welt zu marschieren. So wäre es noch schöner. Fühlte sich richtig und gut an.

Doch spricht unser Alltag eine deutlich andere Sprache. Wir kämpfen um jede Minute Sport, um jeden Schritt, manchmal wie es scheint auch gegen Windmühlen.

Nichts einfacher als das, meint Nike, rümpft missbilligend ihre göttliche Nase und fordert mit Nachdruck auf, den ersten Schritt zu tun. Statt reglos zu verharren und vom frischen Wind im Alltag nur zu träumen.

Tatsächlich bringen 10.000 Schritte plötzlich neuen Schwung in den Tag. Sie machen mobil. Sieht man sich um, lässt sich eine

Heute schon 10.000 Schritte gegangen?

ständig wachsende Welle an Spaziergängern und Walkern neben den alten Hasen, den unermüdlichen Joggern, auf dem Bürgersteig und in der Natur ausmachen. Sind das alles nur Einzeltäter oder Menschen mit eiserner Disziplin, die den Dreh heraus und den Bewegungscode für sich geknackt haben?

Wenn es mir jetzt gelänge, den Walking Code zu dechiffrieren, hätte ich den Sieg über die Trägheit schon in der Tasche. Mentale Unterstützung von meiner Sportgöttin, die mir zur Seite stand und mich zurechtstutze, hatte ich ebenfalls so von Nöten.

Was aber steckt hinter dieser verhaltenen Art und Weise, sich möglichst schonend durch den Tag zu bewegen?

Als Kinder waren wir nicht zu bändigen. Es gab Zeiten, da verließ man am Vormittag das Haus, ließ sich um die Mittagszeit ohne größeren Protest einfangen, um eine Mahlzeit zu verzehren, um sich danach wieder flink aus dem Haus zu machen. Das Fahrrad zu satteln, um mit der Bande auf Achse zu gehen und neue Abenteuer zu erleben. So gesehen selige Zeiten, von denen wir uns heute weit entfernt haben.

Was ist jetzt die Zeit zwischen den Tagen der Kindheit, in denen man keine Sekunde stillsitzen konnte und es auch nicht wollte, und der heutigen Zeit, in der es sich umgekehrt verhält? Hier hat eine Kehrtwendung um 180 Grad stattgefunden. Sollte es gelingen, diese Zeitspanne zu entwirren, wäre ein erster Schritt in Richtung Decodierung getan.

Dabei stellt sich die erste Frage nach dem Sinn. Kann man heute nicht mehr einfach hinauslaufen, ohne dass sich gleich der Verstand einschalten und zu Wort melden würde, um die Sinnhaftigkeit einer solchen planlosen Aktion in Frage zu stellen? Auch wenn er Recht hat, ist das Problem damit noch nicht gelöst. Die zweite Frage wäre die nach dem »Was«. Was erwartet einen vor der Haustür? Abenteuer weniger, gute Gesellschaft ist auch nicht zu erwarten, denn die anderen sitzen ja ebenfalls hinter dem Schreibtisch oder sonst irgendwo. Was genau gäbe es überhaupt draußen zu tun? Wann sollte das zeitlich stattfinden? Da Zeit als knappes Gut gehandelt wird, mag es nicht wundern, dass kaum jemand darüber verfügt. Meist auch nicht bereit ist, die kostbaren Minuten gar für lockeren Zeitvertreib der unbekannten Art einzusetzen. Was bedeutet, Zeit gegen Schritte zu tauschen, was aus Sicht eines Walking-Newcomers betrachtet noch nicht überzeugend genug sein muss. Eine selbsterfüllende Prophezeiung in die falsche Richtung.

Verständlich, denn wer erst mit dem Walking starten will, kann noch nicht auf köstliche Momente und erste kleinere Erfolge zurückblicken. Hat noch nicht Walking-Luft geschnuppert und erlebt, wie sie einen einhüllt und auf dem Weg begleitet. Wirft Nike ein, lächelt und öffnet die Tür einen Spalt breit, sodass ein Hauch frischer Morgenluft ins Zimmer weht.

Oft fehlen uns nur die Gemeinschaft und der Austausch, um ein neues Projekt anzugehen und in Folge am Ball zu bleiben.

Heute schon 10.000 Schritte gegangen?

Dabei bedarf es nicht mehr als eines kleinen Schritts hinaus, und wir sind nicht mehr allein. Wer es tatsächlich schafft und sich früh am Morgen aufmacht, um bei einem zünftigen Walk den letzten Rest an Schlaf abzuschütteln, idealerweise bevor der Hahn kräht und die Sonne aufgeht, befindet sich in bester Gesellschaft Gleichgesinnter. Wer bereits beide Augen von Halbmast auf Fahnenstange geöffnet hat, nickt verschwörerisch, manchmal auch aufmunternd oder mitleidig den Kollegen auf der Strecke zu, man ist ja wörtlich und im übertragenen Sinne auf demselben Pfad unterwegs. Alle strampeln sich redlich ab. Die einen schneller, die anderen gemächlicher und mehr im Tempo einer Weinbergschnecke. Diejenigen, denen der Schlaf noch hartnäckig anhaftet, torkeln noch etwas ungelenk durch die Straßenschluchten. Ein Glückspilz, wer gerade ein Maisfeld unter den Füßen hat.

Doch selbst die schläfrigsten Traber erwachen unterwegs, einer nach dem anderen, und es kommt sukzessive Leben in die müden Krieger. Innerhalb kürzester Zeit schon ändert sich das Straßenbild. Die Läufer, Walker und Spaziergänger richten sich auf und nehmen Haltung an. Starten endlich durch. Jeder hat sein Wunschpensum vor Augen, steuert mit Beharrlichkeit sein Ziel an und legt den Grundstein für den weiteren Verlauf des Tages, der wie ein unbeschriebenes Blatt darauf wartet, befüllt zu werden.

Über die Lust am Gehen

Keine Frage, dass ein sportiver Auftakt mit einem entsprechenden Quantum an Einsatz und Überwindung verbunden sein kann. Nicht immer geht alles leicht vom Fuß. Die tägliche Mission wird ernst genommen, sodass der Walk bei vielen schon Eingang im Terminkalender gefunden hat. Und so werden aus den anfangs noch wackelig, immer jedoch friedlich dahin trabenden Morgenaktivisten Fitness-Tracker der ersten Stunde, die zwecks Fitnesscheck immer wieder ihren Blick senken und auf ihre Messgeräte starren. Selbst wenn sie Gefahr laufen, über jede Wurzel am Wegesrand zu stolpern. Es wird getrackt. Gemessen. Gezählt. Jeder hat seine Werte im Kopf, will sie erreichen. Schritte, Herzfrequenz oder Kalorienverbrauch übernehmen den Platz der Morgennews und rücken in den Fokus der Aufmerksamkeit. Die Zähl- und Messmaschinen, die ein solch vermessenes Leben erst ermöglichen, sind die geheimen Personal Trainer der walkenden und joggenden Bewegung. Es scheint, als ginge es hier nicht mehr nur um Selbstoptimierung, sondern vielmehr schon um Selbstautomatisierung. Vorbei die Faule-Socken-Zeit.

Wem demnächst im Morgengrauen sonderbare Gestalten begegnen sollten, die Kapuze tief ins Gesicht gezogen, den Blick starr auf das Display am Handgelenk gerichtet, während die Füße ganze Arbeit leisten, kann sich entspannen. Alles nur Jäger der 10.000 Schritte. Alle nur Schrittsammler!

Heute schon 10.000 Schritte gegangen?

Fragt sich nur, wie machen die das? Auf den ersten Blick tendiert man vielleicht dazu, regelmäßige Bewegung im Alltag an eiserner Disziplin festzumachen. Doch woher soll dieses oftmals nützliche Werkzeug für Vorhaben aller Art denn nur kommen? Ist diese Eigenschaft nicht eines jeden ständiger Begleiter? Ist man dann womöglich auch noch wenig aktivitätsaffin, sieht es düster aus für den beschwingten Lifestyle, der uns allen vor Augen schwebt und den wir uns sehnlichst wünschen.

Also doch reine Kopfsache? Ein Mangel an Motivation? Oder gibt es gar einen weiteren, bislang unberücksichtigten Zugang zu den Tiefen unseres Bewusstseins? Einen Hebel, der, einmal umgelegt, zu neuen Dimensionen im Denken und im Kampf um Bewegtheit zu einem neuen Körpergefühl führt. Mit dessen Hilfe plötzlich genussvolle Bewegung möglich wird.

Fühlt sich fast schon so an, als wäre noch reichlich Luft nach oben.

Machen wir uns also auf den nächsten Seiten auf die Suche nach einem probaten Mittel, einem Rezept, einer Lösung und somit nach einem Schlüssel für Erfolg und Durchhaltevermögen, wenn es darum geht, die Initiative zu ergreifen, um endlich mehr Bewegung ins Leben zu bringen. Gegen alle Widerstände.

Klingt nach Schwerstarbeit, sinniert Nike, dabei geht es doch auch ganz anders.

Spiel mit den Schritten

Kinder machen uns täglich vor, was es bedeutet zu spielen. Konzentriert und mit Feuereifer bei der Sache, erschaffen sie sich neue Welten. Können es oft kaum erwarten, weiterzuspielen und dabei ihre Fantasien als Abenteuer zu erleben. Dabei werden Grenzen ausgelotet und gesprengt, wobei die Kleinen über sich hinauswachsen und so spielerisch ihre Umwelt erforschen, die Welt begreifen und dabei lernen.

Aber sind wir nicht alle ein wenig verspielt? Gerne für ein gutes Spielchen zu haben?

Nicht nur in der Welt unserer Kinder, sondern auch in der Erwachsenenwelt gibt es kaum eine Disziplin, auch wenn das Wort anderes vermuten lässt, kaum eine Tätigkeit, die sich nicht in ein kleines, feines Spiel umfunktionieren ließe.

So auch im Sport. Oder der Art von Bewegung, die jeder von uns für sich als die ultimative Bewegungsform entdeckt hat. Mit der wir spielen und trainieren wollen. Und so ist es ein herrlicher Gedanke, noch dazu wahr, dass sich selbst pures Gehen in einen spielerischen Rahmen bringen lässt. Wenn wir uns aus freien Stücken aufmachen, ein paar Schritte durch den Wald zu spazieren. Wenn wir beginnen, um die Häuser zu ziehen, um uns die Füße zu vertreten. Dann, wenn wir von Ausreden und Unlust gebeutelt versuchen, diesen die Stirn zu bieten und entgegen jeder Vernunft ein paar Runden durch die Küche drehen. Aus einem vielleicht etwas sonderlich anmutenden, jedoch überaus nützlichen Grund: um dabei Schritte zu sammeln. Und genau um dieses Schrittesammeln geht es hier. Genaugenommen um jeden einzelnen Schritt. Je mehr, desto besser. Gemessen an der neuen Kennzahl für Fitness und Gesundheit, den 10.000 Schritten.

Lassen Sie uns ab jetzt gemeinsam so viele Schritte wie möglich sammeln. Stunde für Stunde, Tag für Tag, Woche für Woche. Wie Kinder ihre Stickeralben mit Tierbildern oder Märchenfiguren, Einhörnern und Prinzessinnen füttern und davon nie genug bekommen können. Sammeln und sich manchmal dabei austauschen. Wenn wir in Gesellschaft gehen und sprechen und im Gespräch aufgehen und die Welt darüber vergessen. Unser Stickeralbum wäre dann ein individuell gestaltetes Trainingstagebuch, das gleichzeitig der Aufzeichnung der Schritte dient und eine wunderbare Motivationshilfe für trübe Tage sein kann.

Die Idee war überaus verlockend, und so begann auch ich eines schönen Tages Schritte zu sammeln. Nike strahlte übers ganze Gesicht. Geht doch.

Als Jägerin und Sammlerin schien mir der Aufbau einer Schrittsammlung als kein großer Auftrag, eher großes Vergnügen, war ich doch seit jeher einem vielversprechenden, da herausfordernden Spielchen überaus zugetan und konnte mich darin verlieren.

Mit diesem genialen, da kindlichen Vorbild vor Augen habe ich mich mit großer Vorfreude und Spannung, was auf mich zukommen würde, fürs Erste auf den Asphalt gemacht. Wollte den Schlendrian schleunigst loswerden, notfalls meinem inneren Bremser und Zauderer einen harten Schlagabtausch liefern und ihn an die Kandare nehmen. Mein Match sah vor, ihn spielerisch zu überlisten, um nicht zu sagen: auszuschalten. Den Schlendrian mundtot machen. Ihm nicht mehr auf den Leim zu gehen und alles zu glauben, womit er mich in Zaum hielt, sondern in Zukunft nur mehr die eigenen Ideen und Interessen bewegt umzusetzen. Jetzt wollte ich Schritte sammeln und ihn schachmatt setzen.

Wer nicht mehr untätig darauf wartet, bis die Voraussetzungen endlich auf grün stehen, um sich die tägliche Dosis an Bewegung selbst zu verabreichen, wird bald schon reichlich belohnt.

Möglich, dass Nike ihre Finger im Spiel gehabt hat, denn mittlerweile wurde auch schon in der Öffentlichkeit rund um Sinn und Unsinn, täglich 10.000 Schritte zu gehen, diskutiert. Wenn auch kein Wink mit dem Zaunpfahl, so doch einer mit dem Flügel. Offensichtlich in meine Richtung.

Die Meinungen hinsichtlich der vermeintlich perfekten Schrittanzahl drifteten, wenig überraschend, auseinander, und 10.000 harmlose Schritte wurden zum Reibebaum einer ganzen Bewegung. »Viel zu viel!«, jammerten die einen. »Deutlich zu

Spiel mit den Schritten

wenig!«, die anderen. Gerade so, als handelte es sich bei der Kennzahl um einen Zaubertrank, wurde diese im Hexenkessel der Schritte gerührt und geschüttelt wie ein Martini. Jeder wollte seine eigene Mixtur, sein eigenes Süppchen kochen. Und alle sollen es auch bekommen, alle haben Recht. Denn unter dem Strich kommt der am Ende des Tages erwirtschafteten Schrittzahl tatsächlich wenig bis keine Bedeutung bei, und ausnahmsweise ist hier ein jeder, der mitspielt, ein echter Gewinner. Liegt doch die große Herausforderung darin, überhaupt gegangen zu sein.[1]

Gehen allein indes sollte für ein spannendes Spiel eine Figur zu wenig sein. Was sind gegangene Schritte ohne Aufzeichnung derselben? Leere Kilometer. Somit war Tracking das Gebot der Stunde. Ein zähltauglicher Apparat war vonnöten, einer, der in der Lage wäre, jeden einzelnen Schritt auf dem Weg zu erfassen. Unabhängig davon, ob dieser durch den Garten, rund um die Badewanne oder in den tiefsten Wald führt.

Es wurde gemessen oder getrackt. Wer weiterhin keinen Schritt mehr verlieren wollte, trug Laufuhr. Trackte mit dem Handy oder einem Pedometer, wie ein simpler Schrittzähler auch genannt wird. Zigaretten holen war out, stattdessen ging

---

[1] https://at.galileo.tv/gesundheit/ich-geh-dann-mal-10-000-schritte-pro-tag-und-du-bleibst-fit/, abgerufen am 18.03.2022

man ein paar Schritte um den Block. Nicht um zu verschwinden, sondern um kurz vor dem Schlafengehen noch ein paar Schritte zu sammeln. So ändern sich die Zeiten. Es wurde gezählt, addiert, dividiert, dass jeder Schüler nur so ins Schwärmen geraten könnte ob der vielen Möglichkeiten, was sich mit der nicht immer heiß geliebten Mathematik in der Praxis alles berechnen ließe. Das wahre Leben eine einzige Hochrechnung.

Auch in meinem Leben folgte ein Schritt dem anderen, und es kam, wie es kommen musste. Ich hatte Feuer gefangen, war den 10.000 Schritten auf den Leim gegangen und fasziniert von der Perspektive, mir meine Gesundheit einfach und ohne großen Aufwand zu ergehen. Auf einmal sollte das im Bereich des Möglichen liegen. Ich stand in den Startlöchern, wollte ab sofort meine tägliche Einheit Gesundheit einfahren und die dazu erforderlichen Schritte aktiv abgehen, aufzeichnen und am Ende des Tages wie Phönix der Asche entsteigen. Die Zukunft sah fabelhaft aus. Allein, nicht nur die Zukunft.

Ein morgendlicher Spaziergang sei dazu angetan, die Durchblutung anzuregen und für eine bessere Sauerstoffversorgung des ganzen Körpers zu sorgen.[2] Genau das Richtige, um hellwach zu werden und auch so auszusehen, raunte mir Nike verschmitzt ins Ohr. Und rückte sich ihren Lorbeerkranz etwas aus der Stirn. Auch Siegesgöttinnen sind vor nichts gefeit.

Die Zukunft sähe also rosig aus. Dass ich es auch mit einigen Nebenwirkungen zu tun bekommen würde, dessen war ich mir zum damaligen Zeitpunkt noch nicht ganz bewusst. Sollten sich diese doch erst sukzessive im Lauf der Zeit einstellen. Ich würde damit umzugehen lernen, allerdings hatte ich keine Idee, womit ich es noch zu tun bekommen konnte. Die Unbeweglichkeit jedenfalls wäre bald Geschichte, sollte doch am Ende das berauschende Gefühl auf mich warten, wieder fit und beweglich zu sein. Und das alles nur mithilfe von ein paar Schritten. Und eines Spielchens. Und natürlich Nike.

Nike war es auch, die mir vor Augen hielt, was sonst noch auf mich zukommen könnte. Ein Auf und Ab wie bei den Börsenkursen an der Wall Street. Nur mit Schritten. Denn ist man einmal dem Spiel mit den Schritten und dem damit einhergehenden Tracking verfallen, liebt man es, ständig à jour mit sich

---

[2] https://www.kompass.de/magazin/ratgeber/10-gruende-regelmaessig-in-die-natur-zu-gehen/#:~:text=Die%20Bewegung%20und%20die%20frische,man%20bekommt%20den%20Kopf%20frei, abgerufen am 18.03.2022

selbst zu sein. Es wird zwanghaft auf die am jeweiligen Messgerät angezeigten Werte gestarrt, um zu überprüfen, wie man im Rennen liegt. Durchschnittstempo, Distanz und zurückgelegte Kilometer werden im Minutentakt geprüft, übernehmen den Platz der Morgennews und verdrängen alles andere. Selbstoptimierung und Selbstautomatisierung stehen im Fokus der Aufmerksamkeit. Erwartungen, ob es möglich sein wird zu gehen, Hindernisse, die davon abhalten, oder schwankende Befindlichkeiten machen aus dem täglichen Vorhaben eine Berg- und Talfahrt. Der Reiz, hier die Oberhand und die Partie mit sich selbst um die angepeilten 10.000 Schritte pro Tag zu gewinnen, ist enorm. Auch wenn es sich hierbei nur um eine Kennzahl findigen Ursprungs für Gesundheit und Fitness handelt.

So gesehen sitzen wir Walker alle im selben Boot. Angetrieben von einer Zahl, von deren Ursprung es verschiedene Versionen gibt. Und doch ist diese fünfstellige Zahl in der Lage, uns anzutreiben, ja, sogar Motivation genug, um auf unbequeme Art aus dem Haus zu stürzen, als donnerte man freiwillig die Niagarafälle im Schlauchboot hinunter. Tag für Tag.

In einem solchen Boot auch meinen Platz zu finden, hat viele Jahre gedauert. Deutlich länger, als mir heute lieb ist, habe ich doch durch diese Trödelei, als die ich es heute empfinde, auf der Suche nach einer einfachen wie unkomplizierten Form des

Spiel mit den Schritten

Trainings, das sich auch in meinem durchwachsenen Alltag unterbringen lässt, gesucht. Eines, das ohne viel Vorbereitung, auf einfachen Wegstrecken und ohne große Anforderung an Ausrüstung das Auslangen findet. Eines, das dennoch hilfreich ist und Spaß macht. Unterwegs habe ich viele Disziplinen ausprobiert, geübt, trainiert und wieder verworfen. Hätte es nie für möglich gehalten, simples Gehen mit und ohne Gerät für meine Vorstellung eines bewegten Lebensstils in Betracht zu ziehen. Schon gar nicht, dass ich eines Tages beginnen sollte, immer mit einem Auge auf meine Fitnessuhr linsend, Schritte zu zählen. Undenkbar, da undynamisch, unlustig und ineffektiv, hätte ich mir gedacht. Noch wahrscheinlicher ist es, dass ich von selbst überhaupt nie auf die Idee gekommen wäre, darüber nachzudenken. So ändern sich die Zeiten und die Einstellung. Genauso wie die Perspektiven, mit Hilfe derer wir auf unserem Weg ständig weiter vorankommen. Wenn man sich auf Neues einlässt.

Behauptete ich noch vor ein paar Jahren, Gärtnern sei mein Yoga, hat sich diese Sichtweise ein wenig geändert und zu meiner großen Freude um ein Niveau erweitert. Mittlerweile ist auch Gehen mein Yoga. Neben dem Gärtnern. Heute genieße ich vergnügt die Freuden eines gepflegten Doppels und gehe im Garten wie eine Weltmeisterin. Selbstredend auch in der Außenwelt.

Kein Wunder, dass man, so nicht ganz auf der Hut, doch tatsächlich dem Gehen verfallen kann und dass es ausgerechnet mir passiert ist. Mit Haut und Haaren, gebe ich seither alles, um Morgen für Morgen in den Sonnenaufgang hinein zu marschieren. Feile ständig an neuen Motivationsstrategien, um mir das Gehen noch schmackhafter zu machen. Arbeite mich regelrecht daran ab, um täglich ein kleines Stück besser zu werden. Schneller im Schritt, flüssiger und geschmeidiger in der Bewegung und automatischer zu den Stöcken zu greifen. Ebenso wie ich danach trachte, mir Tag für Tag weniger innere Gefechte liefern zu müssen.

Es war ein weiter Weg, bis ich an diesem Punkt angekommen bin, und heute möchte ich das Wissen um die Wirkung der einfachsten Sache der Welt, die das Gehen für viele von uns zum Glück ist, nicht mehr missen. Denn seither habe ich ein wirkungsvolles Mittel in der Hand, um die Klippen des Lebens mit einer unaufgeregten Bewegung zu umschiffen und besser zu meistern. Doch das war nicht immer so.

Heute trabe ich meine Runden, mit und ohne Stöcke, jedoch nie ohne meinen Schrittzähler, auf den ich immer wieder gerne einen interessierten Blick werfe, um mir meinen eigenen Fortschritt genüsslich zu Gemüte führen. Genieße die Kühle in den frühen Morgenstunden, die wärmenden Sonnenstrahlen am Nachmittag und das spektakuläre Farbenspiel am Abendhimmel. Dazwischen viele Begegnungen unterwegs. Sonderbare Gestalten, den Blick starr auf das Display am Handgelenk gerichtet, während ihre Füße ganze Arbeit leisten.

Spiel mit den Schritten

Alles nur Schrittsammler, so wie ich.

Bevor es nun ernst wird und Sie in die Turnschuhe schlüpfen, ein kleiner Testlauf vorab. Wie ihn sich Nike gewünscht hat. Ist sie doch eine Frau der Praxis, geht es doch auf ihrem Schauplatz direkt zur Sache.

Um somit nicht nur über das Vergnügen zu lesen, das Gehen uns bringt, wenn wir nur bereit dazu sind, sondern dieses Glückgefühl gegangener Schritte auch am eigenen Leib zu spüren, lege ich Ihnen einen kleinen Probedurchgang ans Herz, indem Sie sich an dieser Stelle kurz erheben und eine Runde durch Ihre Räumlichkeiten unternehmen. Jedoch nicht ohne unterwegs ihre Schritte, die Sie dabei zurücklegen, zu zählen. Subtrahieren Sie diese Zahl nun von dem Referenzwert 10.000 und Sie erhalten die restliche Schrittanzahl, die Sie an diesem Tag noch zu gehen hätten, um die im Titel in Aussicht gestellten 10.000 Schritte zu schaffen. Stellen Sie sich jetzt vor, Sie gingen weiter …

Ein kleiner Vorgeschmack und Spaß, sich die Challenge der täglichen 10.000 Schritte unter den Füßen zergehen zu lassen. Um sich einmal bewusst zu machen, wie einfach es wäre, mit jedem einzelnen Schritt dem Traum von einem gesunden Körper, einem ausgeglichenen Geist und einem bewegten Leben um viele Schritte näher zu kommen.

Happy Walking!

Gehen ist ... alles, nur nicht langweilig!

Was aber steckt nun hinter dieser Bewegung des neuen Gehens, den 10.000 Schritten am Tag? Und vor allem, wie schafft man es, mindestens 10.000 Schritte pro Tag zu gehen?

Finden Sie hier die Antworten auf diese Fragen und erfahren Sie, wie einfach es sein kann, dieses Ziel zu erreichen und nachhaltig im Alltag zu verankern.

Sieht man sich einmal an, was es mit dem Gehen auf sich hat, tauchen unverhofft neue Aspekte auf.

Gehen ist »eine Fortbewegungsart, bei der es im Gegensatz zum Laufen keine Flugphase gibt« (Wikipedia).[3] Der Schwerkraft zum Trotz geht es hier dennoch am Rande ums Fliegen, um Überflieger, die sich für ihre Gesundheit der einfachsten Medizin der Welt bedienen: dem Gehen.

Denn Gehen ist tatsächlich mehr als nur eine Bewegung, der wir oft kaum Bedeutung beimessen, solange alles wie von selbst geht.

Gehen ist wie ein Krimi zum Wohlfühlen. Einer, der ohne Brutalität auskommt, unterhält, entspannt, ein Lächeln ins Gesicht zaubert und gute Laune macht. Trotz Leiche, trotz innerem Terror.

---

[3] de.wikipedia.org/wiki/Gehen, abgerufen am 18.03.2022

Gehen ist … alles, nur nicht langweilig!

Gehen ist wie ein Hochleistungssport, der ohne Hochleistung auskommt, den Körper dennoch fordert, ihn trainiert und rasch zu Ergebnissen führt. Am Ende Spaß und gute Laune macht. Trotz Anstrengung.

Gehen ist das neue Jogging, leicht verstaubt, aber kraftvoll im Abgang.

Gehen ist ein cleverer Problemlöser. Einer, der uns aufrichtet, wenn der Körper durch Bewegungsmangel entkräftet durchs Leben schleicht. Die Bewegung kräftigt den Geist und ebnet den Weg, Veränderungen anzupacken.

Gehen eröffnet neue Perspektiven.

Gehen bringt uns auf Trab, selbst wenn die Lust an der Bewegung überraschenderweise im Keller ist.

Gehen stimuliert die grauen Zellen.

Gehen hebt die Stimmung.

Gehen macht Mut und gibt Zuversicht.

Gehen lässt uns wachsen, äußerlich durch Haltung, innerlich durch einen entspannten Geist.

Gehen ist aktive Lebensweise und Lebensgefühl zugleich.

Gehen ist ein Goldschatz, der unter unseren Füßen verborgen liegt.

Gehen ist mehr als ein Fitnesstraining.

Gehen ist eine Geisteshaltung.

Gehen ist Lifestyle.

Über die Lust am Gehen

Nicht zu vergessen, Gehen ist Quality Time mit dir selbst, kichert Nike und macht sich offensichtlich ein bisschen lustig über unsere moderne Ausdrucksweise, die es in der griechischen Antike so nicht gegeben hätte.

Alles in allem eine beeindruckende Liste an positiven Auswirkungen der alternativen Art, die bei Weitem noch nicht vollständig ist und bei deren näherer Betrachtung man zweifelsfrei ins Staunen geraten könnte. Ist es doch faszinierend, wohin uns unsere Schritte führen können. Abgesehen davon, dass sie auch süchtig nach weiteren Schritten machen. Süchtig nach immer mehr Kilometern. Nach Strecken wie dem Jakobsweg von den Pyrenäen quer durch Spanien bis nach Santiago de Compostela oder der Route 66 quer durch Amerika. Wer sich aktiv und bewusst auf den Weg macht, wird bald nicht mehr zu bremsen sein.

Und plötzlich ist es so weit: Alles dreht sich nur noch ums Gehen. Meditatives Gehen, Gehen und Heilen, Gehen, um zu vergessen, Gehen in der Natur, Gehen bei Nacht, Gehen im Garten, Nordic Walking oder auch Gehen als neues Jogging sind nur ein Bruchteil der Themen, die gerade dieser Tage hochaktuell sind. Gehen hat sich in Zeiten der Pandemie zum Krisenbewältiger gemausert, ist vielerorts zum Helfer in der Not geworden. Wenn auch immer wieder Stimmen laut werden, die nichts mehr davon hören wollen und sich »Nicht schon wieder Spazierengehen« auf ihre Fahnen heften. Was ich als ehemals leidgeprüfte, da gezwungene, Sonntagsnachmittagsspaziergängerin nur allzu gut nachvollziehen kann.

Angriff auf die Bequemlichkeit

»Wir müssen gewinnen, alles andere ist primär«, motivierte Hans Krankl, bekannter österreichischer Ex-Fußballer, seine Mannschaft vor dem WM-Spiel in Cordoba 1978. Das Ergebnis: Österreich gewann gegen Deutschland 3:2.[4]

Motivation ist einfach alles. Alles ist im Fluss, alles scheint möglich.

Der Sager ist seither in aller Munde und das nicht zu Unrecht. Der Mann hat Recht. Auch wir müssen gewinnen; wenn auch nicht gegen eine gegnerische Fußballmannschaft, so doch gegen unseren inneren Bremser, Schweinehund oder wer auch immer an der Kandare hält. Wir müssen uns mehr bewegen, sollten mehr gehen, alles andere ist primär.

Dabei können wir aus dem Vollen schöpfen. Haben es selbst in der Hand, wie wir unsere Beine einsetzen. Haben die Wahl, ob und wann wir es vorziehen, spazieren zu gehen, zu walken

---

[4] https://www.antenne.at/steiermark/die-lustigsten-fu%C3%9Fball-spr%C3%BCche, abgerufen am 18.03.2022

oder eben zu den Stöcken zu greifen und uns mit Nordic Walking in Form zu bringen.

So weit, so gut. Wenn das doch nur so einfach wäre, wie es sich anhört. Denn unser aller Tage sind durchwachsen, die sich vor uns auftürmenden Hindernisse nicht enden wollend. Das Wetter, die Familie, der Job. Immer hat man einen triftigen Grund, die guten Vorsätze über Bord zu werfen und sich aus der Spur bringen zu lassen. Dabei wäre es gerade bitter nötig, die Beine anzuwerfen und sich in Bewegung zu setzten. Ohne Rücksicht darauf, ob es wie aus Kübeln schüttet, ob körperliche wie seelische Schmerzen quälen und paralysieren oder ein veritabler Durchhänger auf die Couch fesselt. Selbst das heiterste Gemüt ist ab und an zu deprimiert, um sich mit Schritten zu beschäftigen. Sogar dann, wenn es sich um die eigenen handelt. Antriebslosigkeit macht sich breit und lähmt jeden einzelnen Muskel. Zu allem Überfluss fühlt sich das Wort Gehen auch noch reichlich altbacken an und erinnert den einen oder anderen von uns womöglich an den zuvor erwähnten, selten geliebten Sonntagsspaziergang vergangener Tage.

Also doch alles Kopfsache?

Verbieten Sie Ihrem inneren Quälgeist, der sich gerne auch aus der untersten Schublade speist, um Sie zu Hause zu arretieren, einfach den Mund. Boshaft, wie er sein kann, will er Sie gar glauben lassen, Gehen sei nur etwas für Weicheier. Auch von Warmduschern soll schon die Rede gewesen sein. Wovon man

Angriff auf die Bequemlichkeit

sich keinesfalls beeindrucken lassen sollte. Hier hat sich gezeigt, dass die In-ein-Ohr-rein-zum-anderen-wieder-raus-Methode durchaus Wirkung zeigt, so man sich ihrer zu bedienen weiß.

Wahr ist, und man darf nicht müde werden, sich immer wieder vor Augen zu halten, wie wertvoll Gehen ist. Abseits gewohnter Wege ein paar Schritte zu tun. Zu walken. Ohne Absicht, ohne Blasen an den Füßen, ohne Qualen. Stattdessen mit viel Schwung und frischen Gedanken unterwegs, um die Natur zu genießen, durch die Bewegung Energie aufzutanken und zur Ruhe zu kommen. Vielleicht ein Widerspruch in sich, jedoch es funktioniert ausgezeichnet. Ein jeder Schritt gleicht dabei einem Stein beim Domino. Einmal angestoßen, fällt einer nach dem anderen um. Der Dominoeffekt wird zum Auslöser für alle folgenden Schritte. Macht Lust auf mehr. Auf ausgedehnte Spaziergänge durch Wald und Wiese ebenso wie auf zügiges Nordic Walking mit Stöcken. Im Übrigen eine einzigartige Form des Gehens, das ich als besonders aktivierendes Training für mich entdeckt habe, da es den ganzen Körper bewegt. Ein Krafttraining wie ein natürlicher Outdoor-Crosstrainer, der alle Körperpartien einschließt. Ziemlich bestes Workout.

Wer auch noch ein klares Ziel vor Augen hat, was die 10.000 Schritte anbelangt, darf sich glücklich schätzen, denn wir alle trachten zu jeder Zeit danach, begonnene Aktionen auch zu beenden. Leichtes Spiel mit psychologischer Begleitung. Eines, das noch dazu Genuss bei der Bewegung in Aussicht und Gesundheit ans Ende stellt.

Wer es schafft, sich die Tatsache ständig zu vergegenwärtigen, dass 15 Minuten immer besser sind als keine einzige Minute, daraus einen Automatismus zu generieren und diesen als willkommene Pause im Tagesablauf einzuflechten, ist immer einen Schritt voraus. Auf dem richtigen Weg. Achtsamkeit wird sich ganz nebenbei einstellen und fortan durch unser Leben ziehen, selbst wenn wir wie ein Überflieger auf der Überholspur unterwegs sind.

Es war einmal ...

Bevor es jedoch auf die Fast Lane, die Überholspur unseres Begehrs, geht, und der Schleier der 10.000 Schritte pro Tag gelüftet wird, unternehmen wir ein paar Schritte zurück in die Vergangenheit. Auf der Suche nach den Wurzeln der heutigen Schrittzählmaschinen. Und die Überraschung ist groß, denn wir landen direkt im 15. Jahrhundert. Bei Leonardo da Vinci, der sich erstmals 1472 mit dem Zählen von Schritten beschäftigte und eine Skizze zu einem Schrittzähler angefertigt hatte. Seine Idee war es, so die Überlieferung, mithilfe eines Eimers und ein paar Steinen, die er in festgelegten Intervallen in einen Kübel warf, Entfernungen zu bestimmen.

Es war einmal ...

Als nächster befasste sich der französische Ingenieur Jean Fernel im Jahr 1525 damit, ein Gerät zu bauen, mit dem Schritte gezählt werden konnten.

Aber erst im beginnenden neunzehnten Jahrhundert sollte die Idee endgültig Gestalt annehmen. Thomas Jefferson (1743-1826), einer der Gründerväter der Vereinigten Staaten von Amerika, nahm den Gedanken an einen solchen Schrittzähler wieder auf. Neben seiner Amtszeit als Präsident von 1801 bis 1809 war er Architekt, Philosoph und vor allem auch Erfinder. Ein kreativer Politiker, der auch als der Erfinder einer Makkaroni-Maschine gehandelt wird. Im Kontext mit Gehen fast ein wenig kontraproduktiv, was allerdings entschärft wird durch die Tatsache, dass er offensichtlich nicht nur der Nudel, sondern auch der Schrittzählung zugetan war. Es heißt, Jefferson habe die Idee des Franzosen Fernel aufgegriffen und weiterentwickelt. Heute gilt er als der Vater des ersten Schrittzählers.

Der Rest der Geschichte bleibt nebulös, gab es doch nie Patentanmeldung, zumindest keine bekannt gewordene. Doch allein der Gedanke, dass diese kleinen Zählmaschinen eine derart lange Geschichte hinter sich haben, fasziniert und lassen sie in einem ganz anderen Licht erstrahlen.

Ob Nike auch ihre Siege zählt? Der Mensch jedenfalls zählt mit Begeisterung, will seine Ergebnisse schwarz auf weiß vor sich sehen. Warum nicht auch griechische Göttinnen?

Ins Netz gegangen

Die Herren da Vinci, Fernel und Jefferson machten es möglich. Seit ihren Bemühungen quer durch die Zeitgeschichte, ein Pedometer zu entwerfen und zu bauen, ist es uns heute möglich, unsere Schritte zu zählen. Und es zahlt sich aus, sich auf den Weg zu machen, um täglich zu gehen und 10.000. Schritte zu zählen. Besonders auch dann, wenn Laufen und schnellere Sportarten nicht oder nicht mehr möglich sind oder gar schmerzen könnten. Womit leider immer wieder zu rechnen ist. Nicht nur im höheren Alter. Sodass man sich fast zwangsläufig eines Tages die Frage stellt, ob aktives Gehen der Schlüssel zum Geheimnis ist, beweglich und fit zu werden und auch zu bleiben.

Nike weiß interessanterweise um eine der besten aller Möglichkeiten, die des Gehens, bestens Bescheid. Eine Alternative zum schnellen Sport, die Erfolg, Sieg und Triumph verspricht. Eine, die überraschend abwechslungsreich und unvermutet bunt ist wie ein Frühlingsblumenstrauß. Den sie lächelnd wie eine Ikebana-Meisterin vor uns ausbreitet und arrangiert, als lägen die Vorteile auf ihrer Hand. Gehen schenkt Beweglichkeit und Ausdauer im Alltag. Beschert innere Ruhe und Ausgeglichenheit, ebenso wie besseren Schlaf. Guten Schlaf, der einen nicht mehr morgens früh um 3 Uhr mit pochendem Herzen senkrecht im Bett auffahren lässt und eine Lawine an steinigen Problemen über dem Schlaflosen ausschüttet. Kennen wir wahrscheinlich alle. Manche nur vom Hörensagen, andere wieder aus eigener Erfahrung.

Ich erlaube mir, mich an dieser Stelle einzubringen und ergänze das Bouquet um die Wohltaten des Gehens um den seligen Zustand vor Augen, in dem ich mich gerne am Ende einer Walking-Runde genüsslich zu aalen pflege. Zudem macht das Üben viel Freude. Sehe ich doch im Gehen mehr als nur ein Körpertraining. Mehr als nur ein Mittel zum Zweck, mehr als ein notwendiges Übel. Vielmehr ist es doch ebenfalls ein lustvolles tägliches Training auch in anderen Disziplinen. Durchhaltevermögen, Disziplin, Unverdrossenheit und Zähigkeit nicht nur bei Wind und Wetter. Sowie größere Belastbarkeit.

Aber wollen wir nicht auch alle die Wohltat nach einem kräftezehrenden Training erleben, uns mit Begeisterung darin baden? Können wir manchmal gar nicht genug davon bekommen? Manch einer jedoch weniger vom Training, denn vom Walking-Après. Jedes Mal ein herrliches, fast berauschendes Gefühl.

Wenn das allerdings nur so einfach wäre.

Denn wie oft hängt die regelmäßige Bewegung am seidenen Faden. Eiserne Disziplin, nimmermüde Motivation und der unbeugsame Wille zum Durchhalten gelten als Garanten für ein erfolgreiches Training. Doch wehe, einer der sorgsam gesponnenen Fäden wird durch ein mildes Lüftchen aus seinem zart geknüpften Netz gerissen. Oft reicht schon ein zarter Hauch, und die mitunter losen Fäden beginnen wie Fähnchen im Wind zu flattern. Auch hier liegt das Geheimnis des Erfolges wie meist im Detail. Jedes hauchzart gesponnene Netz aus Vorsätzen, positiven Gedanken und willig visualisierten Schritten wirkt zwar auf den ersten Blick ziemlich filigran, ist es aber nicht. Mit jedem weiteren Knoten, jedem einzelnen gegangenen Schritt, legt es an Undurchdringlichkeit zu. Sodass es schon nach kurzer Zeit in der Lage ist, selbst listig inszenierten, da abtrünnigen Versuchen, vielleicht doch erst am nächsten Tag zu gehen, zu trotzen. Diese wie mit einem Schmetterlingsnetz einfängt und Ausreden Tür und Tor versperrt.

Doch kann es dauern, bis ein willkommener Automatismus einsetzt. Die zwischen den Zeiten auftauchenden Gefahren sind nicht unbeachtlich, neigt das willenlose Fleisch tendenziell zum Abliegen auf der faulen Haut. Dem Sofa oder einem alternativen, immer jedoch kuscheligen Plätzchen, fast so, als wolle es dadurch reifen und abliegend noch besser zu werden. Nike schaudert.

Ich jedenfalls brenne mittlerweile für das Gehen. Bin ins Netz gegangen.

Fitness im Grünen

Wie aber sieht das nun in der Praxis aus?

Wer einen Garten sein Eigen nennt, hat ein gutes Blatt und leichtes Spiel. Auch beim Gehen. Doch wie immer birgt jeder Vorteil auch Nachteile in sich, wie Gartenbesitzer rasch merken

Fitness im Grünen

dürften. Denn die sofortige Verfügbarkeit einer (zugegebenermaßen ungewohnten) Gehmeile, birgt gleichzeitig den Nachteil in sich, dass die Ausreden, um die wir alle selten verlegen sind, sofort hinfällig werden. Könnte man sich so gesehen jederzeit auch vor der Haustür gut bewegen. Schritte lassen sich fast überall sammeln und warum nicht gleich im eigenen Garten? Statt in letzter Sekunde noch um den Küchentisch zu fegen, um die letzten Schritte des Tages einzufahren, drehen passionierte Gardenistas einfach noch eine kleine Runde zu den Rosen. Eingefleischte Biobauern zum Kompost und Mondläuferinnen einmal rund ums Gemüsebeet, mit Blick in den Himmel. Wie es jedem gefällt. Theoretisch zu jeder Tages- und Nachtzeit.

Sollten Sie jetzt innehalten, womöglich den Kopf schütteln und daran zu zweifeln beginnen, dass sich ein solches Vorhaben im Garten auch nur annähernd realisieren ließe, es gar für unmöglich abtun, werden Sie auf den folgenden Seiten Menschen auf dem Papier treffen, die vorgemacht haben, dass ein Garten Raum für mehr bietet, als man sich vielleicht vorstellen kann. Sich im Garten bewegen, wie es ihnen gefällt.

Entzückt von der Idee, im Garten einen Vorstoß in Richtung Sieg zu gehen, über sich selbst, beginnt die Siegesgöttin mit ihren Füßen, die in anmutig geflochtenen Sandalen stecken, aufgeregt zu wippen. Erfolg, Sieg und Triumph sind ihre Spezialgebiete. Da ist sie nicht mehr zu halten. Wäre sie die

Göttin des Tennisspiels, lautete ihre Parole wahrscheinlich Spiel, Satz, Sieg.

Meine Aussicht auf den Sieg über den Winterschlaf hingegen ist, bedingt durch sibirische Kälte, Schneeregen und entsprechend gebremsten Tatendrang, das Haus überhaupt zu verlassen, noch auf dem innerlichen Schlachtfeld zugange. Wartet darauf, endlich eingefahren zu werden.

Dazu müsste ich mich jedoch erst einmal bewegen. Ich ging in meine Lieblingspizzeria, womit dann auch das Spiel um die Schritte für mich seinen Anfang nehmen sollte. Nike hielt sich den Bauch vor Lachen.

Essen mit den Göttern

Einem jeden ersten Schritt geht die Tat voraus. Aufzustehen. Doch statt ins Fitnessstudio zu gehen und mich redlich abzurackern für einen gesunden und schmerzfreien Rücken, der mir schon seit längerem fehlte und dem ich am Indoor-Rudergerät Gutes tun wollte, konnte ich mich wieder einmal nicht aufraffen, mich vom Sofa zu erheben und in die Kälte hinauszugehen. Fast schon ein Klassiker.

Dabei gesellten sich zu den Schmerzen in der rechten Schulter und dem linken unteren Rücken, was im Übrigen eine teuflische Mischung ist, weitere Verspannungen im Nackenbereich hinzu, die mich rechtschaffen quälten. Kein Wunder, wenn man viel am Schreibtisch arbeitet. Ich stand demnach massiv unter

Essen mit den Göttern

Druck, meinen Körper auf Vordermann zu bringen, zu strecken und aufzurichten, um rasch gegen den drohenden Verfall anzutrainieren. Der innere Kampf tobte lautstark, von »Geh jetzt endlich« bis »Reiß dich zusammen, sonst wird das nichts« hin zu »Ich bin müde, kann heute nicht, und außerdem ist es schon viel zu spät, und kalt ist mir auch.« Allesamt bestens bekannte Einwände, die, so man sie näher unter die Lupe nimmt, nichts anderes sind als inflationär gestreute Bremsklötze. Weit und breit kein Konsens zwischen meinem kleinen Quälgeist im Oberstübchen und meiner bemüht beherzten Vernunft in Sicht. Bis das Telefon klingelte und mich ein verlockender Ruf von diesem inneren Theater erlöste.

Nicht immer muss ein großer Schicksalsschlag dafür verantwortlich sein, dass sich das Leben von heute auf morgen ändert und eine überraschende Wendung nimmt. In meinem Fall handelte es sich weniger um ein Drama denn um einen vergnüglichen Abend beim Lieblingsitaliener in feiner Gesellschaft. Im angeregten Gespräch mit einer guten Freundin. Plötzlich konnte mir die Kälte auf dem Weg zum Gaumenschmaus nichts mehr anhaben. Alles Einstellungssache.

Wir versanken förmlich vor lauter Genuss in unseren über den Teller hängenden, da wagenradgroßen, Pizzen, die, frisch aus dem Ofen serviert, betörend nach Schinken, Champignons und würzigem Knoblauch dufteten und deren knuspriger Rand uns beinahe um den Verstand brachte. Ein Gericht wie ein Gedicht zum Niederknien. Ambrosia wäre eine prima Alternative, gab Nike, offenbar hungrig, zu bedenken.

Das Fitnessstudio war Lichtjahre entfernt, die Rückenschmerzen betäubt von fruchtigen Tomaten und mollig weich fließendem Mozzarella. Schulter und Nacken im Schlepptau. Das Leben war schön. So könnte es weitergehen.

Bis das Gespräch eine technische Wendung nahm und mir die Freundin aufgeräumt von ihren neuesten Abenteuern zu berichten begann. Von einer neuen Leidenschaft, von der sie seit Wochen nicht mehr lassen könne. Wen hatte sie kennengelernt? Die Rede war von einer App, die sie entdeckt und die seither ihren Alltag grundlegend auf den Kopf gestellt hatte. Sie warf dabei 180 Grad ins Gespräch.

Klang im ersten Moment noch nicht nach großem Kino. Mehr nach einem kleinen Apparat. Dennoch einer, der Motivator und Applaudator zugleich zu sein schien. Ein paar Programmierzeilen in ansprechender Form, die sie dazu brachten, ihren Alltag komplett umzukrempeln und neu zu gestalten. Sie hatte begonnen zu gehen.

Aber tun wir das nicht alle?

Sie müsse nur ihr Handy bei sich tragen, täglich 10.000 Schritte gehen und diese mithilfe der auf ihr Telefon heruntergeladenen App zählen lassen. Sofern sie ihr Ziel erreichte, würde ihr von dem Programm aufs herzlichste für das Erreichen des Zieles gratuliert. Schaffte sie derart motiviert alle Vorgaben, durfte sie mit täglichem Applaus rechnen sowie mit kleinen Gesten des Überschwangs wie »Du hast es geschafft, du bist die Beste« und ähnlichen Begeisterungsstürmen. Was überaus hilfreich ist und wie Öl den Rücken hinunter geht, denn wer sonst sollte das für sie statt einer App übernehmen? Ich dürfte ihr Nike noch nicht vorgestellt haben.

Seit dieser bewegten Begegnung macht sie jedenfalls keinen einzigen Schritt mehr ohne ihr Handy, das den Schrittzähler gibt. Erfolgsverwöhnt, wie sie mittlerweile ist. Applaus, aufsteigende Luftballons, virtueller Konfettiregen und tausend blinkende Jubelsternchen, als vergäbe die App für jeden Schritt eines, wenn auch nur am Display ihres Telefons, haben ihr Leben in eine Motivationsmaschine verwandelt. Bewegen sie von ihrer Hosentasche aus. Die Kunst bestünde lediglich darin, möglichst viele Schritte zu machen und diese im Alltag unterzubringen. Unaufgeregt. Täglich. Und idealerweise auch mit Begeisterung. Was gar nicht so schwer sei, erschienen doch auf einmal unliebsame Wartezeiten, Einkäufe und sogar langweilige Hausarbeiten in einem gänzlich anderen Licht. Boten plötzlich Raum für Bewegung und verhalfen zu extra Schritten, mit denen nicht zu rechnen war. So die 10.000-Schritte-Newcomerin. Ganz nach Nikes Geschmack.

Über die Lust am Gehen

Die Sache gefiel mir, erschien plausibel und nützlich. Gleichzeitig erinnerte ich mich an ein kleines Werbegeschenk, ein Kästchen im quadratischen Armbanduhrenformat, das an einer Packung hing und das ich beim Auspacken des Produktes achtlos zwischen Handschuhen und Halstüchern versenkt hatte. Damals völlig desinteressiert an dem kleinen Schrittzähler, der mir im Hier und Jetzt, wenn auch mit einiger Verspätung, durchaus gute Dienste leisten könnte. Aber zum Glück ist es nie zu spät für einen neuen Beginn.

Ich müsste den kleinen Schrittzähler nur finden, hatte ich ihn doch gut verwahrt für den Fall, irgendwann einmal Schritte zählen zu müssen. Wobei ich damals nicht unbedingt an mich dachte.

Ich war jedenfalls Feuer und Flamme. Wollte versuchen, mit der voranschreitenden Technologie Schritt zu halten.

Von den 10.000 Schritten hatte ich mittlerweile schon gehört. Zusammen mit der vielversprechenden Zahl, die man lediglich gehen muss, ein verheißungsvolles Projekt. Denn wer sie geht, bade in einem natürlichen Gesundbrunnen, absolviere jeden Tag einen Fitnessparcours und dürfe sich auf das Ende aller Wehwehchen freuen, die sich leider im Lauf der Zeit ungebeten einstellen und, so die traurige wie reale Aussicht, kommen, um zu bleiben. Dem ließe sich mit eben diesen 10.000 Schritten von vornherein ein Riegel vorschieben.

Darf's ein bisschen mehr sein?

Wer könnte diesem köstlichen Gedanken, seinen Körper mit den eigenen Füßen wieder auf Vordermann zu bringen und locker hinein ins Wohlbefinden zu marschieren, widerstehen? Wahrlich nur ein Narr oder ein unverbesserlicher Faulpelz.

Darf's ein bisschen mehr sein?

Täten es nicht auch 6.000, so als Einstieg? Oder darf's ein bisschen mehr sein? Die Frage lag auf der Hand, denn was ich zu diesem Zeitpunkt noch nicht wusste, war, wie es zu dieser Zahl gekommen war. Doch allein die Aussicht auf die damit einhergehenden segensreichen Auswirkungen ließ die Pferde mit mir durchgehen. Gedanklich versteht sich.

Es war an der Zeit, meine tägliche Fußarbeit einmal genauer unter die Lupe zu nehmen. Ich wollte wissen, ob ich das Ziel, das vielleicht schon bald zum Olymp aller Gehwütigen werden würde, erreichen könnte. Stellte mir vor, wie dort oben wieder einmal die Hölle los war. Wie die Götterfamilie, gewohnt aktiv, in ihre Kämpfe und Wettbewerbe verstrickt wäre. Wie es an jedem Eck und Ende der Götterhochburg vor lauter Gottheiten wuselte und das Chaos überhandnähme, sollten jetzt auch noch die Walker dazukommen. Ein wahrer Tumult auf dem Weg zum Gesundbrunnen. Ein offensichtlicher Sieg über die Bequemlichkeit.

Ich fragte mich, ob ich einen solchen Erfolg tatsächlich mit links erreichen könnte oder ob mir da meine Fantasie einen

Streich gespielt hatte. Ging ich doch noch immer davon aus, dass ich in meiner Eigenschaft als Gärtnerin den Sieg über den Asphalt schon so gut wie in der Tasche hätte.

10.000 Schritte hört sich im ersten Moment auch nicht besonders anspruchsvoll und schon gar nicht kompliziert an. Der Tag ist lang, sagte ich mir, da müsste schon einiges an Schritten zu verbuchen sein. Der tägliche Weg ins Homeoffice will auch erst einmal gegangen werden, der Einkauf, um meine hungrigen Mäuler stopfen zu können, ist fixer Bestandteil im täglichen Alltagseinerlei. Und der Rest wäre ein Kinderspiel. Mit etwas gutem Willen ließen sich genügend Schritte schinden.

Ich könnte, grübelte ich weiter, die Gartenarbeit und jeden Weg, den ich tagsüber zurücklege, als solide Basis in die anzupeilende Zahl integrieren und mir den Rest im Wald und auf der Heide ergehen. Außerdem meinen Alltag an jedem Eck und Ende mit ein paar Extra-Schritten anreichern. Unternähme ich darüber hinaus den einen oder anderen Spaziergang, wären die 10.000 Schritte wahrscheinlich schon längst gegessen. Ganz zu schweigen von meinen Nordic-Walking-Runden mit meinen Freundinnen. Wenn auch unregelmäßig, so doch gut verteilt übers Jahr. Kurz gesagt, 10.000 Schritte wären ein Leichtes. Mein tägliches Brot.

Die Idee erschien mir rundum genial, hätte ich somit gleichzeitig auch ein anderes Problem elegant gelöst. Das der Nutzung des Gartens im Winter. Ich würde gut behütet und

Darf's ein bisschen mehr sein?

beschuht auf schneebedeckten oder geräumten Wegen flanieren, dass es nur so eine Lust wäre. Als Freundin verschlungener Gartenwege ein besonderer Genuss. Würde mich im tief verschneiten Garten zügig bewegen und eiskalt auch im tiefsten Winter an der frischen Luft Schritte sammeln. Natürlich auch, um unterwegs nicht zu erfrieren. Verspürte vorab schon unbändige Lust, wieder nach Hause zurückgekehrt, bei einer schönen und heißen Tasse Tee aufzutauen und zu entspannen. Voraussichtlich ohne die geringsten Rückenschmerzen, denn die machen sich ja bekanntlich bei regelmäßiger Bewegung irgendwann aus dem Staub. Dafür tiefenentspannt und am Ende des Tages doch noch behaglich auf der Couch in die Kissen gekuschelt, um es mir rundum gemütlich zu machen.

Am liebsten wäre ich auf der Stelle aus dem Restaurant gestürmt, um sofort meine kleine Schrittzählmaschine zu suchen. Umzuschnallen und im Garten zu testen. Denn jetzt hatte ich keine Zeit mehr zu verlieren. War die Ausgangslage in der Tat mehr als kritisch.

Der Abend in der Pizzeria hingegen war ein voller Erfolg, und die Motivation, ab jetzt zu gehen wie ein Profi, war grenzenlos. Ich fühlte mich schon deutlich fitter, beweglicher und so gut wie schmerzfrei. Bewegte Zeiten stünden mir ins Haus!

Praktischerweise stand auch das neue Jahr vor der Tür, und ich war bereit für einen sportlichen Neustart. Diesmal allerdings, ohne die üblichen Verdächtigen wie Disziplin, Quälerei und Schinderei auch nur ansatzweise zu streifen. Stattdessen wollte ich mich auf ein Spiel mit den Schritten einlassen. Aufgeladen mit viel Vorfreude und voller Optimismus, meinem Körper in Kürze ein perfekt auf ihn abgestimmtes Programm zu servieren. Spielerisch. Dazu musste ich lediglich ein wenig umdenken und die Bewegung mit positiven Gefühlen besetzen. Die Macht der Gefühle war gefragt. Die Kraft des Neubeginns macht alles möglich. Und dass ich noch ein paar Tage Zeit hätte, mich mental auf mein neues Leben einzustimmen, schien mir durchaus gefällig.

Die Saat war aufgegangen. Jetzt musste sie nur noch sprießen.

Von der Wiege bis zur Bahre

Wir kommen auf die Welt, richten uns sukzessive auf, Wirbel für Wirbel, lernen gehen und beginnen, die Welt zu erkunden. Gehen unsere ersten Schritte, anfänglich an der Hand, bald schon im Alleingang. Sind nicht mehr zu halten. Wir gehen auf Abenteuerreisen, gehen Risiken ein, gehen den Bund fürs Leben ein, gehen bewusst andere Wege, gehen bis ans Ende der Welt. Gehen Freundschaften ein, gehen aus uns heraus und gehen auf die innere Reise. Bis es eines Tages dem Ende zugeht und wir unseren letzten Gang antreten. In Richtung Urne, doch bis dahin lautet das Motto: »Turne, turne, turne!« Oder eben: gehe, gehe, gehe.

Von der Wiege bis zur Bahre

Und so gehen wir, ein Leben lang. Kaum jemand denkt groß darüber nach. Täglich pendeln wir zwischen Haus, Familie und Arbeit hin und her. Dabei bringt die ungewohnte Arbeitswelt rund um Homeoffice und Homeschooling eine gänzlich neue Facette in unseren Alltag. Aufs Gehen umgelegt fehlen auf einmal viele Schritte, die man bisher womöglich so gar nicht beachtet hat. Erst, wer seine Wege nur noch zu Hause geht, vom Schlafzimmer zum Schreibtisch und zurück, sehnt sich plötzlich nach Bewegung zwischen den Zeiten der Arbeit. Ganz Verwegene wie nicht zu bremsende Homeofficer sollen in Ermangelung ihres gewohnten Weges zur Arbeit und sonstiger Strecken, die ein Arbeitstag in der Außenwelt mit sich bringt, nach eigenen Aussagen sogar schon ihren Schreibtisch als Parcours entdeckt und diesen in den Pausen x-fach umrundet haben. Nicht jedermanns Sache, dennoch kreativ, wenn sich die gewohnte Welt verändert.

Nicht alle jedoch lieben Veränderung. Viele wünschen sich sehnlichst, dass möglichst alles so bleibt wie es war. Gewohnheiten schaffen Struktur und geben Sicherheit. Gleichzeitig kann man beobachten, wie unsere Kinder kaum mehr einen Schritt zu viel gehen. Viele von ihnen wissen gar nicht mehr oder noch immer nicht, wie es sich anfühlt, barfuß über eine taufrische Wiese zu gehen, den Waldboden unter den Zehen zu spüren, über Wurzeln und auf Baumstämmen zu balancieren. Auf dem Schulweg Abenteuer zu erleben. Stattdessen ergießen sie sich täglich aus den Vans vor dem Schultor und erwarten gleichen Service am Ende des Schultages. Der Schulweg ist zu gefährlich geworden, und wäre er das nicht, dann ist er zu weit von zu Hause entfernt oder zu unsicher.

Um nichts besser verhält es sich bei uns Altvorderen. Wir hasten von einem Ort zum nächsten, stets motorisiert, mit Auto, Bus und Bahn, könnten wir doch sonst die Wegstrecken zeitlich nicht *in time* bewältigen. Arbeitsplatz, Schule, Bioladen, Schuster, Shoppingcenter, und weil das alles noch nicht genug ist, geht's am Abend auch noch ins Fitnesscenter.

So nimmt es nicht Wunder, dass den unangenehmen Seiten des Lebens Tor und Tür sperrangelweit geöffnet sind. Stress, Müdigkeit, aufgestaute Wut, Unlust, Zeitdruck und vielfach auch Schmerzen. Dennoch fühlen wir uns bestens organisiert, nur eines haben wir dabei aus den Augen verloren: Zeit für uns, Zeit für ein gutes Leben. Zeit für unsere mentale und körperliche Gesundheit. Zeit zum Gehen.

Fragt sich nur, warum wir uns so gehenlassen? Hätten wir doch alle Voraussetzungen dafür, unsere körpereigenen Werkzeuge zu nutzen, für eine ausgewogene und gesunde Bewegung zu sorgen und die Beine in die Hand zu nehmen. Um uns auf den Weg zu machen.

10.000 Schritte dürfen es jedenfalls sein, meldet sich Nike. Und fügt noch rasch hinzu: Gehen wäre eine prima Alternative.

Gehen im Grünen

»Jeden Tag 10.000 Schritte gehen? Das ist nichts für mich. Dafür habe ich doch gar keine Zeit! Ist das nicht verrückt?«, tönt es empört vielerorts. Meistens jedoch nicht ohne ein kleines Fünkchen Interesse an der Sache.

Verrückt indes ist vielmehr: Wir haben Rücken, Stress am laufenden Band, sitzen viel zu viel und zu lang, legen immer mehr und unnötige Kilometer mit dem Auto zurück und ziehen die gemütliche Couch einem herzhaften Waldspaziergang vor. Ganz zu schweigen von körperlichen Problemen, die uns dazu zwingen, es ruhiger anzugehen.

Ich hingegen wähnte mich in Sicherheit, die für mein Wohlbefinden erforderlichen 10.000 Schritte ohnedies täglich geschnupft zu haben. Fragte mich insgeheim dennoch, warum es sich denn noch nicht so recht einstellen wollte.

Als experimentelle Gärtnerin, die nicht ohne ihr grünes Wohnzimmer kann, marschiere ich, wann immer ich dazu komme, hinaus in den Garten. Ziehe dort in wechselndem Tempo meine Runden. Halte inne, beschleunige, schraube mich meinen Steilhang hinauf und rolle wieder hinunter. Gefühlt stundenlang am Stück, natürlich mit Unterbrechungen.

Als Sahnehäubchen auf meiner persönlichen Bewegungsskala habe ich mich für alle Fälle auch noch im Fitnessstudio eingeschrieben. Leider wurde ich, wie so viele andere auch, bald schon zum fördernden Mitglied, aber fühlte mich allein durch meine Mitgliedschaft deutlich fitter und bewegter. Neben all diesen Aktivitäten fahre ich selbstredend auch noch mit dem Rad und unternehme mindestens einmal die Woche einen feinen Spaziergang in lieber Gesellschaft.

Kein Wunder also, dass ich felsenfest davon überzeugt war, es mangle mir nicht an Bewegung. Fühlte mich in Sicherheit. Mag sein, dass die richtige noch nicht dabei war. Jedenfalls nahm ich lange Zeit an, ich würde mit meinen Outdoor-Aktivitäten, zu denen sich hie und da sogar eine kleine Radtour oder ein erfrischendes Waldbad gesellten, locker im Alltag das Auslangen finden. Alles war gut. Ich fühlte mich bewegt. Bis auf die übergriffigen Rückenschmerzen, die ebenfalls unterwegs und auf Wanderschaft zu sein schienen. Heute hier und morgen da. Immer jedoch präsent. Nike meinte, dies wäre kein Dauerzustand, und ich solle mich endlich auf den Weg machen, dagegen anzugehen. Den Rückenschmerzen den Rücken kehren.

Das Jahr mäanderte seinem Ende entgegen. Ich wollte dem Rat meiner inneren Göttin selbstverständlich Folge leisten und dem Scharmützel in meinem Rücken ein siegreiches Ende bereiten. Schmerz im Rücken war gestern. Ich würde ihn rigoros wegtrainieren.

Was also lag näher, als mit dieser Herausforderung ins neue Jahr zu starten? Wenn auch nicht hochsportlich, so doch bewegt. Zuvor jedoch wollte ich die letzten Tage im alten Jahr dazu nutzen, die Probe aufs Exempel zu machen. Wollte überprüfen, ob ich mir all die vermeintlichen Schritte nur vorgaukelte oder ob ich mich tatsächlich auf der sicheren Seite befand. Was bei näherer Betrachtung gar nicht so günstig wäre, denn der Rückschluss lag nahe, dass ich in einem solchen Fall meine Rückenschmerzen weiterhin an Bord hätte. Dabei wollte ich diese doch gerade auf elegante Weise abschütteln und dauerhaft loswerden.

Nike ermahnte dazu, mich nicht zu verzetteln, sondern mich vielmehr auf den ersten Schritt zu konzentrieren. Wird gemacht!

Die Lust am Neustart

Ich liebe jede Art von Neustart. Ist es doch eine traumhafte Vorstellung, noch einmal von vorne zu beginnen. Den Körper neu zu definieren, so als wäre er noch ein Jungspund, der bewegungshungrig nur darauf wartet, von der Leine gelassen zu werden und loszulegen. Eine erbauliche Illusion, die mich, wenn auch nur kurz, glauben und hoffen lässt, meinen nicht immer kooperativen Geist in der Hand, besser noch, im Griff zu haben. Ihm voller Optimismus und frohen Mutes vertraue, dass er diesmal bedingungslos mitzieht.

Denn es sind ja selten die nicht gegangenen Schritte das Problem der Trägheit. Bräuchte ich doch nur aufzustehen und loszumarschieren. Auch nicht die fehlende Zeit, die uns einen

Über die Lust am Gehen

Strich durch die Rechnung macht. Haben wir doch alle gleichviel davon zu unserer Verfügung, und es ist lediglich eine Frage der Prioritäten. Gehen vor Couchsurfing, Spaziergang vor Autofahrt oder Aktivsport vor passiver Sportübertragung im TV. Ein Gewinner, wer beides miteinander genussvoll zu verschmelzen vermag.

Wie also rückt man dem Problem am besten zu Leibe, das uns träge durch Alltag und Freizeit schlurfen lässt, uns an der Leine festgezurrt hält und mit unserer Gesundheit sein faules Spiel treibt? Warum geben wir nur allzu gerne diesen Launen der Bequemlichkeit nach und nehmen uns dadurch selbst den Wind aus den Segeln?

Höchste Zeit für einen Neustart und dafür, die zuweilen extremen Anforderungen zwischen Berufsleben, Privatleben und Bewegung neu zu überdenken. Zu knacken. Ein guter Vorsatz machte sich auf den Weg, sich zu materialisieren. Um es frei nach Mark Twain zu sagen, wollte ich keinesfalls so enden, mir am Ende des Jahres eingestehen zu müssen, dass der Sommer die Zeit ist, in der es zu heiß ist, um das zu tun, wozu es im Winter zu kalt war.

Und es würde schon sehr bald sehr kalt werden. Noch hatte ich jedoch alle Hände voll zu tun und beschränkte mich darauf, in Vorfreude auf das aktive Gehen zu schwelgen. Noch konnte ich kein passendes Zeitfenster für die 10.000 Schritte freischaufeln und zog alle Register und jede Ausrede aus der Kiste, mir selbst gegenüber zu argumentieren, warum ich noch nicht unterwegs war. Das neue Jahr ließ ja schließlich auch noch auf sich warten.

Nike wand sich ob meiner Energielosigkeit hinsichtlich des ersten Schrittes und erinnerte mich eindringlich daran, dass ich doch gerade als Gärtnerin die Nase vorne hätte. Von Haus und Garten aus. Rennt man doch unentwegt und manchmal auch ein bisschen kopflos wie das bedauernswerte Huhn nach dem finalen Axtschlag durchs Gelände. Ich sollte mich schleunigst aufmachen und endlich ein paar Schritte gehen. Empfahl mir Nike streng. Mit Nachdruck.

Gehen wie die Norweger

Ich kam ihrer Aufforderung nach und machte mich auf nach Frankfurt. Seit Jahren schon besuchte ich die größte aller Buchmessen mit einer Regelmäßigkeit, die dem jährlichen Erblühen der Forsythien im Frühling in nichts nachstand. Schritte würde ich auf einer solchen Messe abertausende machen.

Entdeckungen neuer Bücher sowie Begegnungen mit Autoren, Verlegern und Lektoren machten die Messe jedes Mal zu einem Fest für mich. Ich hatte das vage Gefühl, Nike wäre ganz in meiner Nähe. Denn dort traf ich im Rahmen einer Lesung auf den norwegischen Schriftsteller und Bergsteiger Erling Kagge, der sich ebenfalls mit dem Gehen beschäftigt hatte. »Gehen, Weitergehen: Eine Anleitung« lautete der Buchtitel, der meine Neugierde weckte. Demnach schien doch eine Anleitung vonnöten. Der Extrem-Geher berichtet in seinem Buch, wie er zu Fuß in Richtung Los Angeles unterwegs war und riskante Touren über Gletscherspalten unternahm. Dabei vermittelt er beinahe den Eindruck, als handle es sich um einen Spaziergang vor der Haustür. Locker und leicht, als ginge er einmal um den Block.

Selbst nicht unbedingt dem Abenteuer im Gletscher verfallen, begann ich mich für diese Form des Extrem-Gehens zu erwärmen. Wenn auch mein bisheriges Gehen eher als Gehen-Light-Variante durchgehen würde, sollte sie jemals einer Bewertung standhalten müssen. So viel Weitblick musste sein. Doch die Dinge ändern sich, und ich entsann mich, wie mir noch vor kurzem Gehen um des Gehens Willen reichlich blass und ein wenig geschmacklos erschien. Ohne Biss. Ohne *Grip*. Und ohne irgendeinen spielerischen Ansatz. Ob ich angebissen hätte, wäre damals ein solcher auch nur ansatzweise festzustellen gewesen, kann ich heute nicht mit Bestimmtheit sagen. Jedoch, ich denke, schon. Zudem hielt sich meine pure Spazierlust damals noch in Grenzen und war mehr als bescheiden. Überschaubar. Die verwaschene Wertschätzung eines gepflegten Sonntagsspaziergangs habe ich bereits erwähnt.

An Extrem-Gehen hätte ich bis dato nicht im Traum gedacht. Die Vorstellung indes, es im Gehen um zu Gehen zur Meisterschaft zu bringen, beflügelte augenblicklich meinen

Gehen wie die Norweger

Sportsgeist, und ich glaubte auch einen kleinen Juchzer meiner Sportgöttin vernommen zu haben.

Wenn jedoch dem Nordlicht während seiner Touren allerlei Gedanken durch den Kopf jagen, und intuitiv gehe ich davon aus, dass es sich eher um finstere denn heitere Gedankenströme handeln musste, so man sich freiwillig in tiefe Abgründe hineinmanövriert, und nichts anderes dürfte das Überqueren einer Gletscherspalte letztendlich sein, könnte noch mehr dahinterstecken. Ich stellte Überlegungen in eigener Sache an. Fragte mich, ob es wohl auch beim possierlichen und völlig undramatischen Flanieren durch die Landschaft zu derartigen Gehirnblitzen, von denen die Rede war, kommen konnte. Die Lesung jedenfalls verfehlte ihren Zweck nicht, ich merkte auf und notierte gedanklich Autor und Werk. Nicht ohne den Extrem-Walker ein wenig zu bedauern, dürfte er ohne Schrittzähler unterwegs gewesen sein. Zumindest hatte er nichts davon erwähnt.

Mir sollte das nicht passieren. Mit meinem kleinen Spielzeug, das mir als *Missing Link* dienen würde, einem Verbindungsglied zwischen mir und meinem neuen, bewegten Leben, hatte ich den Schlüssel zur Bewegung in der Hand. Tausende Gedanken zogen auf und rasten mir durch den Kopf. Legten mir in Sekundenbruchteilen buchstäblich eine neue alte Welt, die des Gehens, vor die Füße. Keine Katze dieser Welt könnte vortrefflicher ihre Beute darbieten. Diesem Vorbild folgend, legte ich wiederum, den kleinen Motivator in der Hand, Nike meine Vision der totalen Fitness, von Rückenschmerzen befreit und mit einer Traumfigur, wie man sie nur aus der Regenbogenpresse kennt, zu Füßen.

Es war höchste Zeit zu gehen. Wieder zu Hause, zurück aus Frankfurt, trat ich vor die Tür. Leider Schnee.

Abschied vom Hochleistungsgedanken

Extrem-Gehen, wie es der norwegische Autor Erwin Kagge praktiziert, kam für mich nicht in Frage. Jedenfalls nicht zu Beginn meiner neuen Karriere als Geherin. Genau genommen vor Beginn. Indes hatte ich natürlich Gefallen an der Aussicht gefunden, sogar beim Gehen Entwicklungspotential zu entdecken. Ein nächstes Level vor Augen zu haben. Ein nächstes Level zu ergehen. Der Spieltrieb sprang an und malte sich ein Extrem-Walking in den schillerndsten Farben aus.

Doch wäre es hilfreich, kurz vor dem Start nicht gleich mit der sportlichen Hochleistung im Visier auf den Gehweg zu fallen. Besser, sie zu diesem labilen Zeitpunkt noch in den Startlöchern schlummern zu lassen, um überhaupt in die Gänge zu kommen. Einer Idee im Vorfeld Lebewohl zu sagen, um erst einmal den ersten Schritt zu gehen.

Ob dieses Adieu dauerhaft oder nur temporär wäre, würde sich erst im Lauf der Zeit herausstellen. Doch musste ich mich von den regelmäßig zu hoch gesteckten Zielen, die noch dazu

Abschied vom Hochleistungsgedanken

immer von heute auf morgen erreicht werden sollten, verabschieden und sie fürs Erste ziehen lassen. Ohne den geringsten Anflug eines schlechten Gewissens. Das Augenmerk verstärkt auf die bewussten Schritte im Alltag richten und mit großem Vergnügen kleinere Sprünge machen. Ohne aufkommende Fadesse, allein schon beim Gedanken an einen Spaziergang. Vielleicht können Sie sich an dieser Stelle des Eindrucks nicht erwehren, ich hätte womöglich ein kleines Problem mit Spazierengehen. Was nicht ganz von der Hand zu weisen ist, fand ich doch Gehen mein Leben lang einfach nur sterbenslangweilig, gleich einem Sonntagsausflug aufs Land in Kindertagen. Was sich heute selbstredend komplett anders darstellt.

Felsenfest davon überzeugt, das Erreichen der 10.000 Schritte einfach nur überprüfen zu wollen, rein interessehalber versteht sich, sollte ich mich am Ende des Tages in meiner Einschätzung gewaltig geirrt haben. Ein holpriger Weg lag vor mir. Denn, obwohl noch immer geneigt, zu Testzwecken Langeweile pur erleben zu müssen, präsentierte sich die Sache mit den Schritten im Nachhinein als nicht ganz so einfach und einschläfernd, wie ich es mir ausgemalt hatte. Meine hehre Absicht, beim Überprüfen meines Schrittlevels nicht nur gedankenlos mir selbst gegenüber Kilometer abzuliefern, sondern ganz im Gegenteil, achtsam und bewusst zu gehen, barg rückblickend gleich den ersten Fallstrick in sich.

Wollte ich den Boden, die Erde und jede einzelne Wurzel unter den Füßen spüren, war kein flottes Vorankommen in Sicht. Stob ich hingegen, gestützt durch meine Walking-Stöcke, zwischen den beiden über den Asphalt, machte ich zwar Schritte und konnte diese meinem Schrittekonto gutschreiben, von dem noch die Rede sein wird. Jedoch, das bewusste Erleben eines jeden Schrittes blieb dabei auf der Strecke. Ich aber wollte alles: Schritte, Kilometer und Achtsamkeit gegenüber der Natur. Für Körper und Geist. Guter Rat war somit schon von Anfang meiner *Tour de Walk* an teuer. Die 10.000er-Marke hing höher, als ich es für möglich gehalten hätte.

Pre-Opening

Schnee hin oder her. Ich war nicht mehr zu bremsen, ließ alles liegen und stehen und wollte meinem Aktivitätsschub um keinen Preis der Welt einen Riegel vorschieben. Entriegelte stattdessen die Tür und stob hinaus. Eine Übungsrunde wäre nur von Vorteil. Ich wollte mit gezielter Vorbereitung das anrollende Neue Jahr überraschen. Wollte dieses bereits eingegangen begrüßen. Wozu sollte ich noch länger warten? Es war höchste Zeit, endlich aufzubrechen. Ich wollte jetzt gehen. Notfalls auch im Schnee.

Mag sein, dass mein Geh-Opening, der Auftakt in ein neues Lebensgefühl, ungünstig gewählt war. Die Temperaturen unterhalb des Erträglichen, die Gehwege zentimeterhoch mit einer

Pre-Opening

weißen Schneedecke überzogen und allein schon die Vorstellung, das Haus freiwillig zu verlassen, wenig verlockend, war es beinahe unumgänglich, dass ein heftiger innerer Kampf mein löbliches Vorhaben unschön begleitete. Um mich doch noch zur Räson zu bringen. Sturheit siegte in diesem Fall und Nike wäre stolz auf mich gewesen, hätte sie diesem Gefecht beigewohnt.

Mein neues Spielzeug in der Hosentasche, war die Vorfreude auf die vielen tausend Schritte enorm. Der Zähler schien schon im Vorfeld seine Wirkung zu entfalten. Was ich mit einer solchen Aufzeichnung dauerhaft machen würde, hatte ich noch nicht durchdacht. In jedem Fall erhielte ich eine gute Statistik, mit der sich spielen ließe. Und mir nicht zuletzt einen aktuellen Überblick über die Lage verschaffen. Wie es sich anfühlt zu gehen, was allein schon etwas befremdlich war. Wie fit ich war, was rein subjektiv gesehen von vornherein klar war. Wie es um meine Kondition stand, die sicherlich ausbaufähig wäre. Und wie weit ich kommen würde, was letztendlich nur davon abhinge, wie lange ich Spaß an der Bewegung hätte.

Spannender jedoch die Überlegung, wohin ich gehen sollte. Die Frage der Fragen während all dieser Tage, Wochen und Monate des Rückzugs in Zeiten der Pandemie, die gar nicht so einfach zu beantworten war. Nicht nur in einer solch angespannten Situation ist der Garten eine prima Alternative. Hat er doch rund um die Uhr geöffnet. Optisch stellte sich die Lage als deutlich weniger attraktiv dar, war der Paradiesgarten zum damaligen Zeitpunkt weit davon entfernt, an das Bild eines Winter Wonderland heranzukommen. Wo immer man auch hinblickte, waren unschön verfärbte Schneereste zu erblicken, die sich, wie Flecken auf der lila Kuh, quer über den Garten verteilten. Alles in allem eine wenig einladende Kulisse, und wer von Haus aus mit dem Winter seine Probleme hat, weiß in einem solchen Ambiente auch, warum. Ist doch ein untergehendes Winter Wonderland wahrlich nichts für schwache Nerven. Nicht einmal für hartgesottene Gärtnerseelen wie mich. Auch wenn ich beherzt versuche, mir derart triste Anblicke schönzureden.

Selbst vereinzelt aufkommende Sonnenstrahlen, die sich bemühten, mich in Stimmung zu bringen, schafften es nicht, mir den schmutzigen Schnee schön zu glänzen. Dazwischen hässliche Maulwurfshügel, die den Rasen verunstalteten. Es schien, als hätte meine biologisch wertvolle Abwehrstrategie mit vergorener Buttermilch, die ich dem Maulwurf in die Gänge gekippt hatte, um ihn davon zu überzeugen, anderswo sein Glück zu versuchen, nicht gegriffen. Meiner Aufforderung zu verschwinden, ist er jedenfalls nicht nachgekommen, schaufelte ungeniert und wie ein Verrückter weiter und produzierte XL-Maulwurfshügel im Gelände, sodass ich zum Lineal griff, um die Höhe eines solchen Wolkenkratzers nachzumessen. Ich staunte nicht schlecht, dass das hügelige Konstrukt eine stolze Höhe von 26 cm erreichte.

Es schien, als wehrte sich der Garten mit allen Mitteln dagegen, als Walkingstrecke entdeckt zu werden. Der Einstieg war etwas holprig, aber ich setzte alles auf eine Karte. Auf meinen Schrittzähler. Er würde mich retten. Und Nike natürlich. Wo war sie eigentlich?

Meine innere Siegesgöttin

Nike war auf der Jagd. Ahnte, womit ich bald konfrontiert sein würde, und suchte nach einer Lösung, den leider ernstzunehmenden Gegner, die faule Haut, außer Gefecht zu setzen und zur Strecke zu bringen. Ob sie sich dazu beim chinesischen Philosophen Sunzi (Sun Tsu) umsah, lässt sich nicht sagen. Sein Werk »Die Kunst des Krieges«, das heute als Klassiker in der Management-Literatur gehandelt wird, gilt als zeitlose strategische Abhandlung darüber, wie wichtig es ist, sein Gegenüber, seinen Gegner zu kennen und komplexe Situationen zu meistern.

»Wenn du dich und den Feind kennst, brauchst du den Ausgang von hundert Schlachten nicht zu fürchten. Wenn du dich selbst kennst, doch nicht den Feind, wirst du für jeden Sieg, den

Über die Lust am Gehen

du erringst, eine Niederlage erleiden. Wenn du weder den Feind noch dich selbst kennst, wirst du in jeder Schlacht unterliegen.«[5]

Einer meiner Gegner in der Arena war eindeutig das winterliche Eiszapfenwetter. Wie schön wäre es, das ganze Jahr über im Warmen zu gehen. Bei Temperaturen, die das ganze Verfahren rund um das Verlassen des Hauses auf wenige Minuten verkürzen. Denn wird allein schon das Anziehen zum Problem, kann für nichts garantiert werden.

Nike wirft mir ein paar Fakten zu, die ich beherzige. Und legt mir nahe, mir zu vergegenwärtigen, dass es kein schlechtes Wetter gibt, sondern nur falsche Kleidung. Außerdem tut man gut daran, sich vor dem Walk ein wenig aufzuwärmen, um gleich mit der richtigen Betriebstemperatur zu starten. Bei Dunkelheit ist es wichtig, Reflektoren zu tragen, um von anderen Verkehrsteilnehmern gesehen zu werden. Bei Eis und Schnee sorgt ein gutes, rutschfestes Profil an den Sohlen für sicheren Halt. Nordic-Walking-Stöcke unterstützen und geben Halt, um nicht auszurutschen.

So gesehen ist Gehen doch die einfachste Sache der Welt. Sogar im Winter. Wenn nur alles so einfach wäre.

---

[5] https://beruhmte-zitate.de/zitate/135932-sunzi

Meine innere Siegesgöttin

Dabei ist immer der erste Schritt der Schlüssel zum Erfolg. Das Gesetz der Motivation kann auf den Plan treten und mit seiner Arbeit beginnen. Einen zweiten Schritt zu wagen, mit einem forschen dritten die Welt zu erobern, auf den ein vierter fast zwingend folgen muss. Wäre es doch schade, nach einem derart gelungenen Einstieg jetzt nicht daran anzuknüpfen und zu überprüfen, ob auch ein fünfter im Bereich des Möglichen liegt. Die Nummer sechs folgt quasi auf dem Fuß und der siebte fühlt sich schon deutlich lockerer und leichter an. Jetzt, wo man so richtig in Schwung gekommen ist. Schritt acht erledigt sich wie von selbst und wird, ohne großes Aufsehen zu erregen, einfach gegangen, nicht ohne einen neunten nachzulegen. Angekommen beim zehnten Schritt ist das Ziel schon so gut wie erreicht. Fehlen zwar noch 9.990 Schritte zum Glück und zum Tagesziel, jedoch wer so weit gekommen ist, macht weiter. Kein großes Ding.

Gäbe es tatsächlich eine Art Gebrauchsanweisung fürs Gehen, ließe sie sich vermutlich auf zwei Worte reduzieren: »Geh einfach!« Nike käme mit einem einzigen »Tu's« aus. So meine Göttin.

Ach, die paar Schritte kann ich auch fahren!

So sieht Nike die Welt: Man braucht sich nur ein Herz zu fassen und einfach zu starten. Denn ein jeder einzelne Schritt ist ein wertvoller und führt zum Erfolg. Dabei spielt es keine Rolle, ob jung, ob alt, ob flink wie ein Reh oder etwas behäbiger wie ein Murmeltier. Man kann es sich gar nicht oft genug vor Augen halten, dass der erste, der eine Schritt extra den Unterschied macht. Der eine Schritt, mit dem wir das Sofa verlassen, mit dem wir uns auf den Weg machen, den wir spielerisch zurücklegen, ohne lange darüber nachzudenken.

Warum also machen wir ihn nicht, diesen einen wertvollen Schritt, für den es sich immer lohnt aufzustehen?

Von Klein auf üben wir uns im Gehen und dürfen von uns behaupten, im Lauf der Zeit die Sache rechtschaffen routiniert zu beherrschen. Zur Perfektion zu treiben. Uns zu Profis gemausert zu haben.

Zudem sind wir mit allem ausgestattet und haben alles, was wir für unsere Beweglichkeit benötigen. Theoretisch könnten wir aus dem Vollen schöpfen. Ein paar Stöcke noch für diejenigen, die sich für das skandinavische Modell begeistern, und schon könnte es losgehen.

Warum aber stellen wir uns dann auf Asphaltsurfer und rollen damit durch die Gegend? Warum steigen wir ins Auto, um rasch zum nächsten Bäcker ums Eck zu fahren, um frische Croissants zu holen? Warum um alles in der Welt frieren wir

Ach, die paar Schritte kann ich auch fahren!

lieber im geschlossenen Raum regungslos und bibbernd vor uns hin, anstatt hinauszugehen und das innere Feuer zu entzünden? Denn das funktioniert immer. Garantiert.

Die Gründe sind vielfältig, und wir kennen sie alle: Es ist zu früh, zu spät, es ist zu kalt, zu heiß, zu klamm und tausend andere Einwände mehr. Doch der beliebteste aller Gründe, sich nur im Schongang zu bewegen, ist die Zeit. Denn wer hat heute noch Zeit?

»Ich habe keine Zeit, ich bin im Stress, ich muss mich beeilen, ich würde ja gerne, wenn ich nur mehr Zeit hätte«, um nur einige wenige zeitliche Ausreden anzuführen. Der Zeitfaktor spielt gerne die größte Rolle im Kampf um jeden Schritt. Gefolgt von der beliebten Frage: Was soll ich denn sonst noch alles machen? Neben all den Verpflichtungen, die uns täglich fest im Schwitzkasten haben. Oder aber man fühlt sich nicht ganz wohl. Oft ist es eben auch der Rücken, der zwickt und zwackt. Dabei dankte uns gerade dieser für jede noch so kleine Bewegung. Gehen wäre nicht nur in diesem Fall eine wirkungsvolle Hilfe und eine prima Alternative zur Schonhaltung.

Doch bedauerlicherweise funktioniert unsere bequeme Lebensweise so lange ganz gut, bis uns ein unvorhersehbarer Moment einfach aus der Bahn wirft. Der einschlägt wie ein Blitz aus heiterem Himmel. Und plötzlich ist nichts mehr wie zuvor.

Über die Lust am Gehen

Sei es, dass eine unachtsame Bewegung den Körper aus seiner Balance reißt, ins Straucheln bringt und diesen unbarmherzig ausbremst. Wochenlange Schonhaltung und Drosselung der gewohnten Bewegungsabläufe sind die schmerzhafte Folge. Das Sofa der Fels in der Brandung. Leider jedoch alles andere als ein Retter in der Not. Sei es, dass die Waage, wie schon längst befürchtet, neu kalibriert werden muss, da sie offensichtlich Fantasiegewichte anzeigt. Deutlich über Par, wie der Golfer sagen würde. Manche fühlen sich ständig müde und antriebslos und suchen verzweifelt den Weg zurück zu mehr Schwung, Elan und Lebensfreude. Brauchen eine gefühlte Ewigkeit, um in die Gänge zu kommen. Wenn überhaupt. Bis es irgendwann genug des Trägen ist. Doch ob der Auslöser nur einen kurzen Moment ausmacht oder eine längere Zeitspanne umfasst, am Ende ist man meist etwas ratlos. Sicher ist nur, es muss etwas geschehen.

Nike zeigt auf und weist darauf hin, dass es doch überaus praktisch sei, dass die Lösung des Problems unter unseren Füßen liegt. Ich könnte schwören, sie hat dabei mit den Augen gerollt.

Wenn wir uns nur aufraffen könnten, den ersten Schritt zu setzen. Es einfach tun. Stattdessen im Kreis herumrennen und uns beschwichtigen, morgen sei auch noch ein Tag und ein wenig Ruhe braucht der Mensch schließlich auch. Sonst hat man ja nie eine freie Minute. Wiewohl es draußen kalt ist, Schnee in der Luft liegt und die Lage insgesamt eine unwirtliche ist. Kurz gesagt: kein guter Tag zum Gehen. So die alte Leier. Aber Nike hört nicht mehr zu, kann es scheinbar nicht mehr hören und ist um die Ecke geflitzt.

Abbitte

Auch die bereits erwähnte faule Haut ist ein harter Gegner. Während ich diese Zeilen schreibe, tobt in meinem Kopf ein erbitterter Kampf um ein paar Schritte, die mir gerade heute besonders guttun würden. Bisher habe ich mich der inneren Aufforderung, endlich aufzustehen und raus an die frische Luft zu gehen, erfolgreich widersetzen können. Habe alle Register gezogen, um sitzen zu bleiben, vertröste mich auf morgen und nehme dennoch immer wieder einen Anlauf, nach den Stöcken zu greifen und eine erfrischende Runde zu drehen. Leider bin ich noch nicht weiter als bis zur Kaffeemaschine und zurückgekommen.

Hängt es vielleicht damit zusammen, dass Gehen ein bisschen langweilig und lange nicht so chic ist wie andere Aktivitäten und Sportarten? Ganz zu schweigen von der Nordic Walkerei, die um sich greift wie die Golferei. Hier mit Schläger, dort mit Stock, aber beide breitensportverdächtig.

Auch ich hatte so meine Bedenken, was das nordische Walken anbelangte. Rückblickend hatte ich, wie ich heute gestehen muss und was mir im Nachhinein rechtschaffen unangenehm ist, unreflektierte Vorbehalte gegenüber der »Trendsportart der

Über die Lust am Gehen

2000er Jahre« und allen, die sich an zwei Stöcken durch die Gegend schoben.

Immer mehr Nordic Walker ergossen sich über die Straßen, säumten Spazierwege und stocherten im Waldboden herum. Planlos und ohne jegliche Choreografie, wie mir schien. Dazwischen stoben zur Auflockerung des durchzogenen Landschaftsbildes Spaziergänger, die aus jedem Eck und Ende auf der Bildfläche erschienen und ihre Schritte bedächtig einen vor den anderen setzten. Wollte man Langeweile versinnbildlichen, so zeigte es garantiert einen Sonntagsspaziergänger beim Ausschreiten. Dachte ich einst und erinnerte mich an einen Nachmittag in meinem Garten. Der mich im Glauben ließ, Gartenarbeit sei Hochleistungssport und ich könne mich entspannt zurücklehnen. Bewegt, wie ich mich fühlte, machte ich es mir an diesem herrlichen Sommertag mit einem guten Buch im Liegestuhl gemütlich, in Griffweite eine frischgepresste Zitronenlimonade und ein paar Naschbeeren. Das Leben war schön.

Für Unterhaltung zwischen den Zeilen ward ebenfalls gesorgt. Hinter dem Gartenzaun. Wie bereits angedeutet, bin ich heute zutiefst peinlich berührt, wenn ich mich an Situationen erinnere, als ich mich noch Jahre zuvor höchst amüsiert gezeigt hatte, kaum dass eine Gruppe Nordic Walker mit Stöcken, wie ich sie nur von der Skipiste her kannte, hinter dem Gartenzaun vorbeischwankte. Alle im Gleichschritt, was an nordkoreanische

Abbitte

Aufmärsche denken ließ und zur Erheiterung beitrug. Kichernd wollte ich mir ins Fäustchen lachen ob dieser Aktivität, die für mich damals wenig mit Sport zu tun hatte. Schon gar nicht danach aussah. Jedenfalls nicht nach ernstzunehmendem, dachte ich und tat die Sache belustigt ab. Es war nicht Fisch, nicht Fleisch, sondern mehr ein individuelles, oft unkontrolliertes Herumstochern mit falschen Skistöcken. Ich klopfte mir vor Lachen auf die Schenkel und fuhr fort mit meiner Lektüre. So wollte ich niemals enden.

Hätte ich damals geahnt, was noch auf mich zukommen würde, wäre ich wahrscheinlich so flink es mir zu diesem Zeitpunkt möglich gewesen wäre vom Liegestuhl aufgesprungen, hätte das Gartentor aufgerissen, die munteren Walker herzlich begrüßt und zu einem Glas erfrischender Limonade eingeladen. Und mich ihnen angeschlossen. Um mit ihnen im Garten, im Wald und auf allen möglichen Wegen gemeinsam zu walken.

So hat sich das Blatt seither grundlegend gewendet, und Sie sollten mich heute einmal sehen, wie ich aktiv und mit viel Schwung, Elan und vor allem höchst ambitioniert meine Nordic Walking-Stöcke in Wald und Boden ramme. Kein Untergrund ist davor sicher, zügig von mir begangen zu werden. Ich scheue weder Flur noch Feld, ziehe meine Bahnen durch die Innenstadt und erklimme jeden Hügel im Umland. Kurz, ich bin nicht mehr zu bremsen, und meine anfänglichen Ressentiments dem

Gehen mit und ohne Stockwerk gegenüber haben sich buchstäblich in Luft aufgelöst.

Heute sehe ich mich als Nordic Walkerin der zweiten Stunde. Liebe auf den zweiten Blick eben. Überzeugt, begeistert und glücklich. Und meine Animosität von einst ist Schnee von gestern. Schließlich soll man ja Veränderung im Denken und somit im Leben freudig begrüßen und auch zulassen.

Mag sein, dass ich in dieser Angelegenheit ein wenig zur Schwarzmalerei neigte. Aber das ist endgültig vorbei, und ich ordne mich seither mit Verve in die Reihe der Walker und Spaziergänger ein und plane meinen Alltag derart akkurat, dass sich immer eine lockere Runde ausgeht. Sei sie auch noch so kurz. Mit Ausnahme des heutigen Nachmittags. Ich komme tatsächlich nicht in die Gänge ...

Wie gut, dass Nike gerade nicht in Sicht ist.

Nicht ohne meinen Personal Trainer

Wo wäre ich ohne meine siegesgewohnte Göttin? Und was wäre ich heute ohne meinen Coach? Nicht auszudenken, ich hätte keinen. Mein Personal Trainer ist klein, handlich und ständig an meiner Seite. Es handelt sich dabei um ein Pedometer, einen Schrittzähler in Form eines Fitnessarmbandes, das mich rund um die Uhr begleitet und mich zur Bewegung antreibt. Ein Fitnesstrainer, den ich, seit ich mich auf den Weg gemacht habe,

Tag und Nacht am Handgelenk trage. Was zu kleineren Problemen führen kann, von denen noch zu lesen sein wird.

Ob jedoch Schrittzähler-Uhr, Handy oder Pedometer, die Idee dahinter ist immer die gleiche. Das Gerät ersetzt den Coach, den Motivator und Personal Trainer, der mich jeden Morgen aus dem Bett jagt und mich antreibt. Vom ersten bis zum letzten Schritt durch den Tag peitscht. Ein Gerät, das aufgeregt piept, wenn ich mein Plansoll erfüllt habe. Das mich bei der Arbeit daran erinnert, aufzustehen und mir die Beine zu vertreten, um ein paar Schritte zu tun und mein Bewegungskonto aufzufüllen und nachzubessern. Ein Gerät, das mich im Lauf des Tages immer wieder auffordert, einen Schluck Wasser zu trinken, um genügend Treibstoff für weitere Schritte intus zu haben. Mein Coach am Handgelenk verlangt täglich mindestens 10.000 Schritte von mir. Je nachdem, mit welchen Vorgaben ich ihn füttere, auch manchmal mehr. Unabhängig davon immer das gleiche Spiel. Er fordert, ich liefere.

Geh-Opening: Do it like Bridget Jones

Und ich wollte liefern, und wie. Täglich 10.000 Schritte sollten möglich sein. Den vor der Tür stehenden Jahresbeginn wollte ich nicht ungenutzt vorüberziehen lassen. Erschien er mir für mein Vorhaben geradezu ideal und symbolträchtig, meinen geplanten sportlichen Neustart endlich professionell in die Hand zu nehmen und anzugehen. Als gelernte Bridget-Jones-

Über die Lust am Gehen

Leserin der ersten Stunde dachte ich sogar darüber nach, Tagebuch zu schreiben. Legte fürs erste ein Bewegungstagebuch an, um meine Leistung jederzeit transparent vor Augen zu haben. Das Spiel konnte beginnen. Mein Sparring-Partner war der Faulpelz in mir, der Bremser, Nörgler und Schwarzmaler. Ihn galt es zu überlisten und zu besiegen.

Der Wunsch zu reüssieren war stärker als die Sinnfrage im Ohr, und so startete ich erneut in die winterliche Gartenlandschaft, diesmal unter Observation meines Coaches, meines neuen Schrittzählerarmbandes. Eine schicke Uhr, die mich seit Weihnachten durch den Tag begleitet und mir mehr als nur die Uhrzeit anzeigt. So geht mir kein einziger Schritt mehr verloren. Bis auf die Zeit, während derer ich sie auflade und an der Steckdose vergesse. Was jedes Mal in ein kleines Drama ausartet. Denn die nicht getrackten Schritte verzerren natürlich das Gesamtergebnis. Und ein jeder ist so wertvoll wie ein kleines Steak.

Jedenfalls ging es endlich zur Sache. Das Tagebuch war fix angelegt, kam ich damals mit vier Kategorien aus. Datum, Dauer und Anzahl der gegangenen Schritte. Zum Drüberstreuen und weil ich davon gehört hatte, auch noch eine kleine Randnotiz zur Befindlichkeit zum Zeitpunkt der Tour. Der Rest für eine aussagekräftigere Walking-Analyse sollte folgen. Doch jetzt musste der erste Schritt getan werden. Ich spazierte beschwingt hinein ins neue Jahr. Nahm Kurs auf den Garten, begrüßte ihn herzlich und wünschte ihm und mir eine wunderbare Saison.

> DATUM: 1. JANUAR
>
> ZEIT: 0:30 MINUTEN
>
> SCHRITTE: 1.588
>
> MODUS: GEMÄCHLICH

Neues Jahr, erster seriöser Walk in Richtung 10.000 Schritte. Kälter als erwartet. Unattraktiv, weil hässlicher als gedacht. Dennoch ein kleines Abenteuer wert, wenn man es sich denn nur oft genug einredet. Ein paar Schritte sollten dabei schon rausschauen. Brauchte ich doch für mein neues Vorhaben jeden einzelnen wie ein Verdurstender einen Schluck Wasser.

Innerlich gewärmt von den Wonnen des Neujahrskonzertes, dirigiert von Ricardo Muti, machte ich mich auf den Weg. Wenn der Weg das Ziel ist, ist es gut, hatte ich tatsächlich nicht die geringste Idee hatte, wohin mich dieser Weg führen sollte. Einmal rund ums Haus? Geht immer. Zu den Maulwürfen? Kein schöner Anblick. In Richtung Kompost? Nützlich, denn es gibt in meinem Haushalt immer genug Bioabfälle, die dem Kreislauf

Über die Lust am Gehen

der Natur zugeführt werden wollen. Selbst im Winter. Oder in den Keller schlendern, um ein wenig Vogelfutter zu suchen und dem Federtier einen Neujahrsleckerbissen zu kredenzen? Im Garten gibt's immer was zu tun, und ich musste die Arbeit nicht suchen. Das war auch gut so, denn nur durch stetige Bewegung ließ sich die Betriebstemperatur des langsam erfrierenden Körpers aufrechthalten. Abgesehen von meinem Schrittpensum, denn nur zum Herumstehen war ich nicht in den Garten gekommen.

Alles in allem ließ der Gesamteindruck meines Gartens zu wünschen übrig. Um mich etwas zu sammeln und im Sinne einer attraktiveren Optik begann ich, matschig gewordenen Farn zu entblättern und zum Kompost zu transportieren. Jeden Wedel einzeln, denn mein erklärtes Ziel war ja, ab jetzt jeden Tag ein bisschen fitter zu werden. Dazu war ein jeder Schritt nötig. Bei dem Aufgebot an Farn in meinem Garten eine feine Sache, oder eine gemähte Wiese, wie man in Österreich zu derlei günstigen Voraussetzungen auch sagt, da die Vorräte wahrscheinlich für einen Halbmarathon ausgereicht hätten. Dann allerdings war es genug des Guten.

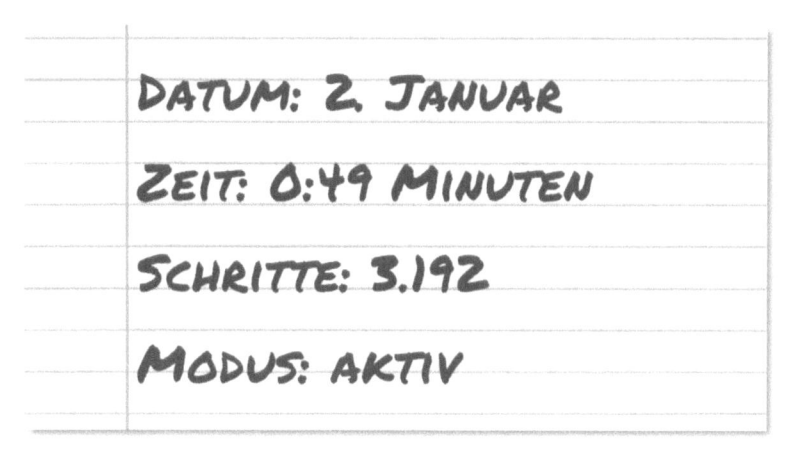

> **Datum: 2. Januar**
> **Zeit: 0:49 Minuten**
> **Schritte: 3.192**
> **Modus: aktiv**

Der Garten präsentierte sich auch an Tag 2 im neuen Jahr wenig einladend und zeigte sich von seiner schlechtesten Seite. Und doch musste es möglich sein, auch an derart ungemütlichen Tagen die Schritte abzuspulen, um in einen Automatismus hineinzuwalken. Da sich laut Experten Gewohnheiten jedoch erst nach ungefähr drei Monaten einschleifen, hatte ich noch eine weite Wegstrecke vor mir. Erst nach regelmäßiger Wiederholung oder konsequentem Üben verlangt der Körper von selbst danach, bewegt zu werden. Die Aussichten waren, wenn auch nicht rosig, so zumindest gut und der Zeitraum überschaubar. Das deutlich größere Problem war, sich nicht dazu hinreißen zu lassen und die Sinnfrage zu stellen. Denn wirklich viel Abwechslung winkt dem Flaneur auf seiner kleinen Spritztour im Winter wahrlich nicht. Fast ein wenig desillusioniert, habe ich mich, durchs Gelände schlendernd, auf eine kleine Besichtigungstour gemacht. Ließ die Eindrücke auf mich einwirken.

Über die Lust am Gehen

Bin in den Keller abgebogen, habe dort nach dem Rechten gesehen, das Haus einige Male umrundet, doch auch dort war nichts los. Einzig zwei Rosenzweige verkrallten sich mit ihren Stacheln derart widerborstig in meinen Anorak, dass ich zur Schere greifen musste, um mich von ihnen zu befreien. Wenigstens unter der Erde war Hochbetrieb, von dem die vielen aufgeworfenen Erdhügel zeugten. Viel Pech für Maus und Maulwurf, Aktion für die walkende Gärtnerin, die die eliminierten, meterlangen Rosenruten gleich nachhaltig ins System einbringen konnte. Kurz geschnitten und ins Loch gestopft, sollte den Unterirdischen die Lust vergehen, weiterhin in meinem Garten ihr Unwesen zu treiben. Dieser Punkt ging am Ende definitiv an mich, die Schrittzahl hatte sich durch dieses Manöver erhöht. Die Lust auf weitere Schritte stieg.

Mangels weiterer nützlicher Aufgaben machte ich mich auf die Jagd nach ersten Zeichen aufkeimenden Lebens im tiefsten Wintergarten. Ich erfreute mich an der Mahonie und ihren ersten Blüten wie an der im Vorjahr gepflanzten Kletterhortensie, die bereits knospte. Schneeglöckchen konnte ich noch keine entdecken, aber nachdem ich ja noch einige Tage zur gründlichen Inspektion vor mir hatte, sah ich darin kein Problem.

Nachdem ich auch noch meine Eis-Rose fotografiert hatte, die beneidenswert gelassen allen Urgewalten und Temperaturen wie am Nordpol, Wirbelsturm und Eisregen trotzte und Contenance bewahrte, gab es tatsächlich nicht mehr zu tun. Außer die

Geh-Opening: Do it like Bridget Jones

Vogelfutterstation bis zum Anschlag mit Sonnenblumenkernen zu füllen und unterwegs noch ein paar letzte Schritte zu sammeln. Dabei verfiel ich vor lauter Kälte in eine tänzelnde Bewegung. Was mich an Japanerinnen denken ließ, die sich je nach Gewandung, manchmal regelrecht unpraktisch, nur in diesem Modus fortbewegen können. Ein enger Kimono macht's möglich. Sollte das die Lösung für mehr Schritte in derselben Zeit sein? Sofort fand ich Gefallen an der Idee der radikal verkürzten Schrittlänge und begann zu trippeln. Als trüge ich selbst in diesem Moment einen Kimono. Die straffe Wickelung aller Schichten und der schmaler werdende Teil des Rocks blockiert ein wenig die Bewegungsfreiheit, sodass man danach trachten muss, maximale Haltung an den Tag zu legen, und am ehesten im Trippelschrittgang vorankommt.

Unter dem Strich konnte sich das Ergebnis des zweiten Tages durchaus sehen lassen und brachte nach 49 Minuten Gehens, auf großem wie auf kleinem Fuß, erfreuliche 3.192 Schritte. Machte zuzüglich den seit den frühen Morgenstunden gegangenen 4.118 Schritten immerhin die stolze Summe von 7.310 Schritten. Womit mir für mein tägliches Plansoll nur noch 2.790 Schritte zum Glück fehlten. Eine gute Rechnung, ein noch besseres Gefühl. Der süße Duft des Sieges stieg mir in die Nase. Nike schien im Anflug.

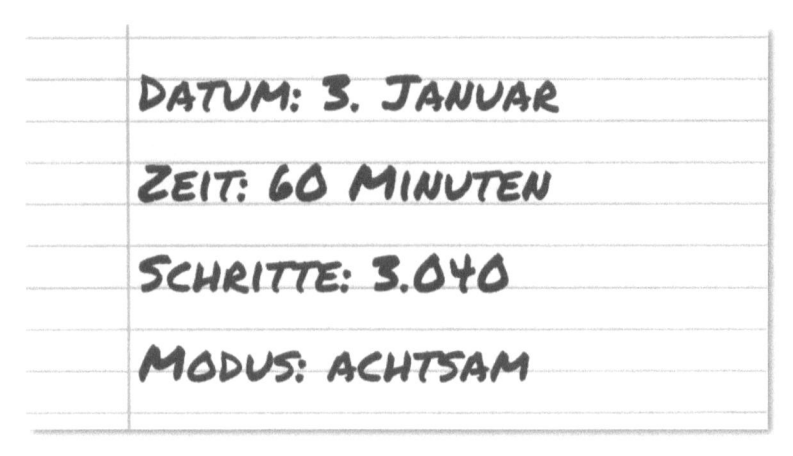

> **DATUM: 3. JANUAR**
>
> **ZEIT: 60 MINUTEN**
>
> **SCHRITTE: 3.040**
>
> **MODUS: ACHTSAM**

Tag 3 auf dem Weg zu einem besseren Körpergefühl. Tag der ersten Prüfung. Der eigenen, versteht sich. Stellte mich der Frage, wie ernst ich mein Projekt nähme, wieviel Engagement ich an den Tag legte, um eine ganze lange Woche durchzuhalten? Nach drei Tagen sollte die Welt jedenfalls noch in Ordnung sein.

Gefühlt unternahm ich einen guten wie erfrischenden Walk, dem die Überraschung auf dem Fuß folgte. War ich doch ganze elf Minuten länger als am Tag zuvor im wahrsten Sinne des Wortes zugange gewesen und hatte es lediglich auf 500 und einen Schritt weniger als am Vortag gebracht. Was nach reiflicher Analyse jedoch kein Wunder war. Hatte ich bei dieser Runde eine alternative Form des Gehens gewählt und mich jedes einzelnen Schrittes bewusst im Garten bewegt. Versuchte bei jedem Schritt, die Erde unter den Füssen zu spüren. Trachtete danach, ruhig und tief zu atmen und keine Eile an den Tag zu legen. Ich hatte meinen Körper mit neuer Energie geflutet, über das Leben nachgedacht und zu allen Lebewesen auf diesem Planeten eine Verbindung hergestellt. Fühlte mich wie ein buddhistischer Mönch im Einklang mit der Natur und musste nur noch daran arbeiten, auch die entsprechende Gelassenheit an den Tag zu legen. Besonders hinsichtlich meiner ursprünglichen Zielsetzung, die 10.000 täglich zu schaffen.

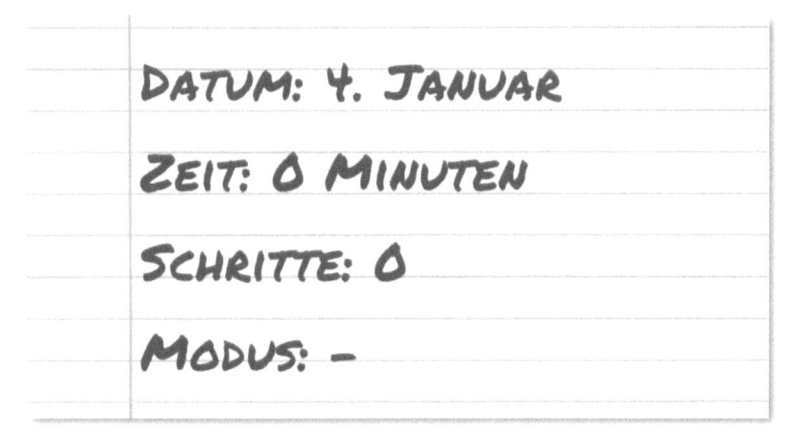

> DATUM: 4. JANUAR
> ZEIT: 0 MINUTEN
> SCHRITTE: 0
> MODUS: –

Am vierten Tag war es leider auch schon vorbei mit der wunderbaren Walkerei. Der Abbruch meines großangelegten Planes war durch äußere Umstände zu einem jähen Ende gekommen. Aber sind es nicht immer die äußeren Umstände, die uns von unseren Plänen brüsk abbringen? Der Punkt ging jedenfalls an all die Ausreden in meinem Kopf und Schweinehunde dieser Welt, die es wieder einmal geschafft hatten. Ein bemühter Versuch, der bereits nach drei Tagen Geschichte war.

Über die Lust am Gehen

Hier noch einmal das Ergebnis in Zahlen kurz zusammengefasst:
- 3 Tage »Training«
- 139 Minuten, was nicht einmal drei Stunden ausmacht und
- 7.820 Schritte
- Durchschnittliche Schrittanzahl pro Gartenrunde 2.600

Kein berauschendes Ergebnis, jedenfalls keines, wie ich es mir vorgestellt hätte. Nike sah das anders. Sie beruhigte mich, spendete mir ein wenig Trost und ließ durchblicken, dass das Ergebnis gar kein so übles sei. Denn geht man davon aus, dass ein einstündiger Spaziergang ungefähr 7.000 Schritte bringt, liegen die Zahlen natürlich im unteren Bereich. Dennoch ist jeder Einstieg ein wertvolles Puzzleteil und eine tägliche Runde von durchschnittlich 2.600 Schritten on Tour niemals zu verachten. Haben wir doch alle mal klein angefangen. Und im Übrigen ist jeder Tag eine neue Chance, Schritte zu sammeln. Nike sei Dank konnte ich diesem Ansatz durchaus etwas abgewinnen und schöpfte Mut. Es würde sehr bald schon ein nächstes Mal geben. Auch oder gerade auch weil ich nicht auf Anhieb durchgehalten hatte. Ich streifte die Verzagtheit wie einen zu warmen Mantel ab und fand wieder meine mentale Mitte.

Objektiv lag mein Ergebnis zwar deutlich unter der empfohlenen Mindestschrittanzahl pro Tag, bezog sich aber nur auf die Schritte im Garten. Rechnete man jedoch noch die zusätzlichen

Schritte, die tagsüber unbemerkt angefallen waren, dazu, erhöhte sich die Schrittanzahl gleich um einige Tausend Schritte. Meistens jedenfalls. Und korrigierte den Wert nach oben. Immer.

Was sich gerade in weniger bewegten Zeiten von Homeoffice & Co motivierend auswirkt, denn es kann schon vorkommen, dass man bei der Arbeit im eigenen Wohnzimmer auf nur wenige Schritte kommt. Oft liegen diese sogar noch unter den von manchen Experten empfohlenen 5.000 oder 7.000. Auch hier herrscht natürlich Empfehlungsvielfalt, die auch vor 3.500 nicht halt macht.

Mein Vorsatz für den nächsten Versuch war klar. Ich wollte einen Neustart hinlegen, als ginge ich das erste Mal, eine kräftige Prise langen Atems mitbringen und viel kaltes Blut gegenüber Wind und Wetter bewahren. Wollte allem trotzen wie die Eisrose in meinem Garten.

Es würde schon sehr bald diesen nächsten Anlauf geben. Dazu hielt ich mir Empfehlungen der Weltgesundheitsorganisation (WHO) vor Augen, täglich für Bewegung zu sorgen. Um jeden Preis. Meine Worte. Praktisch gestaltete es sich noch viel einfacher, musste ich doch nur in einer Pause aus dem Fenster schauen und konnte sehen, wie lustvoll vor meiner Haustür flaniert und spaziert wurde. Muss gehen schön sein!

Sei gut zu dir

Gehen kann uns wie eine kleine Pause im tosenden Alltagschaos erfrischen und den rastlosen Geist zur Ruhe kommen lassen. Denn auch die Pause gehört zur Musik, wie Stefan Zweig wusste. Eine willkommene Gelegenheit, an die frische Luft zu gehen und ein paar Minuten Zeit nur für uns selbst zu finden. Eine Möglichkeit, tief Luft zu holen und unsere Zellen mit Sauerstoff zu fluten. Eine kleine, feine Auszeit, die wir uns so oft wie möglich gönnen sollten. Denn das Sprichwort von den grauen Zellen, die auf Trab gehalten werden wollen, ist nicht nur eine gern verwendete Redensart, sondern trifft gerade beim Gehen wie die Faust aufs Auge. Werden doch Wohlfühlhormone wie Endorphine oder Serotonin bei jeder Bewegung ausgeschüttet und führen dazu, dass wir uns beschwingt und glücklich fühlen. Dazu, dass weit und breit keine Aufgabe mehr in Sicht ist, die wir nicht lösen könnten. Keine Anforderung zu hoch, als dass sie nicht zu bewältigen wäre.

Adieu, Bewegungsmangel

Schritte sammeln könnte zu einem neuen Hobby werden, und ich fragte mich in diesem Zusammenhang, ob die 10.000 Schritte tatsächlich so wertvoll wie ein strammes Workout seien. Ein Gesundbrunnen, den ich jederzeit anzapfen könnte, um mich daran zu laben. Oder ob es einfach nur Schritte wären, die

Adieu, Bewegungsmangel

Freude bereiten und dem Gehenden zumindest ein gutes Gefühl vermitteln, irgendetwas für sich getan zu haben. Ob es eventuell auch ein paar mehr sein dürfen oder ob wir mit weniger Schritten ebenso das Auslangen fänden.

Die Empfehlungen gehen auseinander und die Schwankungsbreite ist enorm und beginnt bereits bei 2.000 Schritten und reicht bis zu 15.000 Schritten. Je nach Alter, Geschlecht, Gewicht und Fitnessgrad werden diverse Empfehlungen laut, sodass man meinen könnte, den Wald vor lauter Bäumen nicht mehr zu sehen. Gerade in diesem Meinungsdschungel ist es hilfreich, eine gute Zahl zur Hand zu haben und sich darum zu bewegen. Grenzen nach oben gibt es keine.

Weniger geht natürlich immer. Es wird auch immer wieder vorkommen, dass wir die 10.000er-Marke nicht erreichen. Unser aller Alltag ist unberechenbar und mit Ausnahmesituationen ist ständig zu rechnen. Setzte man allerdings das tägliche Plansoll von vorneherein niedriger an, entgingen einem wertvolle Schritte, auf die man nach Möglichkeit nicht verzichten sollte. Ist doch ein jeder Schritt ein wertvoller Schritt. So wertvoll, dass ich mir gerade in sportiven Krisenzeiten immer wieder gerne ausmale, dass die täglichen 10.000 Schritte das Zeug dazu haben, ein schweißtreibendes Workout mit Geräten, Maschinen oder Seilen zu ersetzen. Sage ich mir und Nike.

Was aber sagen nun die Experten, welche Empfehlungen sprechen sie aus?

Die Weltgesundheitsorganisation (WHO) legt sich nicht auf die 10.000 Schritte fest, sondern empfiehlt zumindest fünfmal die Woche 20 bis 30 Minuten Bewegung. Sieht man sich dazu die Zahlen einer Langzeitstudie der WHO aus dem Jahre 2018 an, waren mehr als 1,4 Milliarden Erwachsene vom Risiko betroffen, an einem Leiden aufgrund von Bewegungsmangel zu erkranken. Auf der Liste der Länder, in denen körperliche Inaktivität stark zunimmt, sind unter anderem auch Deutschland und die USA.

Die Antwort der WHO auf diese Ergebnisse war ein Aktionsplan, in dem sie dem weltweiten Bewegungsmangel den Kampf angesagt hat. Mit dem langfristigen Ziel, den Anteil der körperlich Inaktiven bis zum Jahr 2025 um 10 Prozent und bis 2030 um weitere fünf Prozent und somit auf 15 Prozent zu senken. Ein guter Plan.[6]

Laut WHO wirkt sich körperliche Aktivität positiv auf viele chronische Krankheiten aus. Ein aktiver Lebensstil drückt sich in spürbar verbesserter körperlicher Fitness, Muskelstärke und mehr Lebensqualität aus.

---

[6] https://www.fitnessmanagement.de/fitness/who-aktionsplan-fuer-mehr-bewegung-sport-und-fitness-im-alltag#:~:text=Ziel%20des%20umfassenden%20Aktionsplans%20ist,bis%202030)%20deutlich%20gesenkt%20werden

- Eine jede Bewegung ist wichtig und zählt. Gleiches gilt auch für körperliche Aktivität unterhalb der empfohlenen Werte.
- Bewegung sollte in den Alltag integriert werden.
- Jede aktive Minute zählt.
- Sitzend verbrachte Zeit sollte so gut wie möglich reduziert und durch Aktivität ausgeglichen werden.
- Wer die empfohlenen Bewegungswerte nicht erreicht, sollte versuchen, langsam zu beginnen und die körperliche Aktivität sukzessive zu steigern.[7]

Mittlerweile wird jedoch von vielen Seiten, so auch von Seite der Ärzte, empfohlen, durchschnittlich 10.000 Schritte pro Tag zu gehen. Was über den Daumen mal Pi einer Strecke von sechs bis acht Kilometern entspricht. Abhängig von der Körpergröße und der damit einhergehenden Schrittlänge. Abgesehen von den ganz nebenher verbrannten Kalorien, die ja auch nicht zu verachten sind. Wer sich gemächlich bewegt, darf mit rund 350 Kalorien rechnen, und flotte Walker kommen durchaus auch auf 500 Kalorien. Da walkt es sich doch gleich eine Spur leichter. Und gesünder.

---

[7] https://www.uni-frankfurt.de/97979965/WHO_Bewegungsempfehlungen_2020.pdf

Die 10.000-Schritt-Methode: Olympischer Werbegag

Wer sich auf die Spuren nach der Entdeckung des Walking-Booms macht, wird im Jahr 1969 über einen Werbeslogan stolpern, der geradezu maßgeschneidert und wie ein Vorreiter für die Walkingbewegung unserer Tage anmutet. Nicht ganz so gesund, aber griffig, nahm sich der Slogan des Gehens an, versprach den totalen Genuss und unterstrich dies mit den motivierenden Worten »Ich geh meilenweit für ...« Es handelte sich dabei um eine Zigarettenwerbung mit einem buckligen Tier im Logo, das manchen noch in Erinnerung sein mag. Inwieweit die Werbung tatsächlich dazu beigetragen hat, dass sich die Zielgruppe auf den Weg gemacht hat, sei dahingestellt. Der werbliche Erfolg jedoch war nachhaltig. Kennt man ihn heute noch.

Heute braucht es ganz andere Anreize, damit wir uns in Bewegung setzen. Und doch hat auch hier, im Fall der 10.000 Schritte, die Werbung wieder ihre Finger im Spiel gehabt. Wieder sehr erfolgreich. Denn mittlerweile scheinen die Empfehlungen, uns mehr zu bewegen, zu greifen. Es wird spazieren gegangen und Nordic gewalkt, dass es eine wahre Freude ist. Wer heute seine Schritte zählt, ist auf dem richtigen Weg und hat gleichzeitig ein probates Mittel zur Hand, das als nützliche Orientierung im täglichen Lauf um ein gutes Lebensgefühl und für eine bessere Lebensqualität dient. Die 10.000 Schritte, deren

Die 10.000-Schritt-Methode: Olympischer Werbegag

Ursprung nicht allzu bekannt ist, bringen plötzlich Magie ins Leben, die uns wie durch Zauberhand zu bewegen weiß.

Was aber hat es nun mit der 10.000-Schritte-Regel auf sich? Woher kommt eigentlich der Luxus, seine eigenen Schritte zu zählen?

Unternehmen wir dazu einen weiteren Ausflug ins letzte Jahrhundert. Nach Japan ins Jahr 1964, das Jahr, in dem die olympischen Sommerspiele in Tokio stattfanden. Alle Welt war auf den Beinen und dürfte ein japanisches Unternehmen derart inspiriert haben, dass es ein kleines Gerät auf den Markt brachte, mit dessen Hilfe man Schritte zählen konnte. Das kleine Zauberkästchen gilt als der erste tragbare Schrittzähler und ist heute noch als Manpo-kei bekannt. Oder zu Deutsch: der 10.000-Schritte-Zähler. Seines Zeichens Vorgänger der heutigen Pedometer.

Man mag nun vielleicht geneigt sein, zu vermuten, die Marketer seien durch Olympia derart im Geschwindigkeitsrausch gewesen, dass sie nach einer möglichst hohen, jedoch gefälligen, gut klingenden und somit in Erinnerung bleibenden Zahl für ihr Produkt suchten, die mithilfe des kleinen Kästchens gezählt werden konnte. Eine ganz besondere Zahl, die hoch genug war, um nicht gleich wieder in der Versenkung zu verschwinden, und über die gesprochen werden würde. Eine, die in Erinnerung bleiben würde und gleichzeitig Fitness und Gesundheit symbolisieren sollte. Den Sieg über die nicht gegangenen Schritte in

Über die Lust am Gehen

Aussicht stellte. So eine der zahlreichen Interpretationsvarianten. Dem gegenüber steht die Mär, dass der kleine Manpo-kei mit dem großen Auftrag nicht weiter als bis 10.000 zu zählen vermochte. So die Überlieferung.

Jedenfalls war die Idee der täglichen 10.000 Schritte geboren. Gesund und motivierend, aber durch nichts belegt. Und doch spricht seither die ganze Welt darüber und plagt sich redlich, das japanische Plansoll, ein Fantasieprodukt, täglich abzugehen. So, als liege dem eine wissenschaftliche Studie zugrunde. Tatsächlich haben wir es hier aber eher mit einem Zufallsprodukt zu tun, einem Geniestreich findiger Marketingleute. Die zudem, so das Limit von 10.000 wahr ist, aus einem kleinen Handicap eine erfolgreiche Kampagne kreiert hatten. In jedem Fall charmant. Das Schrittpensum und die Geschichte rund um die 10.000 Schritte, die sich das Marketingteam seither auf seine Fahnen heftet, entbehrt tatsächlich jeder wissenschaftlichen Grundlage. Nicht schlecht, wenn auch nicht echt.

Natürlich folgten Untersuchungen auf dem Fuß, um den 10.000 Schritten auf die Spur zu kommen. Ist die Idee also nicht ganz so abwegig. Neuere Studien zeigten dann auch, dass bereits ab 6.000 Schritten pro Tag mit positiven Effekten auf Herz- und Kreislaufsystem zu rechnen ist. Doch wie nicht anders zu erwarten, wurden auch hier kritische Stimmen laut und wiesen mit dem Zeigefinger darauf hin, dass allein die Schrittzahl noch keinen Rückschluss auf die Intensität des Gehens zulasse. Denn

Die 10.000-Schritt-Methode: Olympischer Werbegag

wer sich im Schneckentempo fortbewege, dem nutzen die 10.000 Schritte dann wohl auch nicht.

Nike scheint da anderer Meinung zu sein und erinnert eindringlich daran, dass ein jeder Schritt, den wir gehen und der uns bewegt, zählt. Keiner kann zu langsam sein, denn Schwung kommt durch Tun und wird sich über kurz oder lang und ohne viel Aufhebens von selbst einstellen. Unaufgeregt. Und egal, ob am Ende des Tages 10.000, 7.000, 5.000 oder an manchen Tagen sogar nur 3.000 Schritte aufs Schrittkonto wandern, Hauptsache der Körper wird bewegt.

Ich persönlich liebe gute Werbung und bin dem Gerät gerne auf den Leim gegangen. Nicht negativ, sondern ganz bewusst, freudig und voller Erwartung. War fasziniert, ob es gelänge, aufgrund einer nicht belegten Größe täglich zu gehen und mich selbst unter widrigsten Umständen im Freien zu bewegen. An der Regelmäßigkeit arbeite ich nach wie vor. Denn auch heute kommt es immer wieder vor, dass ich den einen oder anderen Tag schwänze. Nie jedoch, ohne für einen korrigierenden Ausgleich in Form eines Übertrages zu sorgen. Kommen doch an besonders guten Tagen manchmal mehrere zehntausend Schritte zusammen, wie an schlechten ein Bruchteil des Sollwertes. Meine Aufzeichnungen bieten mir dazu einen wertvollen Überblick, sodass ich mit den Schritten hin und her jonglieren kann. Vom Vortag ein paar Tausend Schritte wegnehme und sie einem nicht ganz so erfolgreichen Tagesergebnis zuzähle, sodass am Ende des Tages die Rechnung unter dem Strich aufgeht und stimmt. Und ich auf meine 10.000 Schritte pro Tag komme. Im Durchschnitt. Nicht zu vergessen ist auch der psychologische Moment, denn je öfter ich mein Ziel erreiche, desto motivierter gehe ich in die nächsten Runden. Es ist auch nicht ausgeschlossen, dass mir eines Tages die 10.000 Schritte zu wenig sein werden und ich Größeres im Sinn habe.

Wie zuvor erwähnt, habe ich hier mit bester Unterstützung zu rechnen. Mein Fitness-Tracker steht mir zu Seite und lässt mir die Wahl. Sei es, dass ich die 10.000 Schritte als absolutes Ziel definiere, das ich erreichen will. Sei es, dass ich dieses variabel gestalte und mir auf Grund meiner ergangenen Schritte täglich einen neu aktualisierten Durchschnittswert auswerfen lasse. Auf die Politik der kleinen Schritte setze. Wie es mir gefällt und was mich mehr antreibt.

Doch nicht nur die Zielwerte unterliegen Schwankungen, sondern auch die Gehtechniken. Wobei von Technik nur im Falle des Nordic Walking die Rede sein kann. Dazu braucht es nichts außer zwei Stöcken, an die man sich überraschend schnell gewöhnt. So sehr, dass man sie in Folge oft nicht mehr missen will. Auch bei mir dauerte es nur kurz, und ich war gefesselt von der schwingenden Technik, mich fortzubewegen. Fasziniert von dem neuen Ganzkörpertraining und, nicht zu vergessen, dem der Oberarme. Ein Traum wurde wahr. Ich war hingerissen von der Aussicht, mich mit Hilfe der Stöcke aufzurichten und gleichzeitig an Tempo wie an Sicherheit zu gewinnen. Ein Quantensprung im Rennen um die täglichen Schritte. Und das alles nur wegen eines Werbegags aus Fernost.

Das gute Leben: Lifestyle mit Stöcken

Nike machte große Augen, denn auf Stock statt Flügel war sie nicht vorbereitet. Noch dazu, wo so ein eleganter Flügel doch eindeutig praktischer ist als ein verzopfter Wanderstab. Ein Stock, der auch mich eher an einen Hirtenstab denken ließ, denn an nützliches Trainingsgerät und dem ich Zeit meines Lebens nie grün war. Bevor mich die 10.000 Schritte ereilt hatten, von denen ein jeder ein wertvolles Puzzleteil eines großen Plans ist. Jeden Tag ein bisschen fitter, beweglicher, entspannter, aufgeräumter und gesünder zu werden. Die Zeit, so man sie schon nicht anhalten kann, doch mit Qualität aufzuladen und sie in vollen Zügen zu genießen.

Trotz langjährigen Desinteresses an einer derartigen Gehhilfe, hatten sich ein paar Nordic-Walking-Stöcke in mein Leben gedrängt. Besser gesagt, wurden sie mir eines Tages mit den verheißungsvollen Worten »Probier's doch mal« in die Hand gedrückt und zwischen den Fingern eingefädelt, sodass ich nicht mehr auskam. Ein wenig albern fand ich es schon, doch eine kurze Anleitung im Telegrammstil später, pflügte auch ich in der mittäglichen Wintersonne genüsslich durch Wald und Feld, mit

Über die Lust am Gehen

Stock. Ich hatte die nordische Disziplin des Nordic Walking entdeckt.

Seither liebe ich es, mit den Stöcken zu gehen. Am liebsten in den Sonnenaufgang hinein, denn ein früher Morgen ohne Sport oder sportliche Bewegung ist ein vergebener Tagesbeginn. Sage ich heute und gebe die Musterschülerin. Jedenfalls klingt es weise, ist es auch. Indes, die Idee allein bewegt uns noch keinen einzigen Zentimeter. Dazu braucht es in der Tat mehr, einen Antriebsmotor, der zuverlässig anspringt und uns so lange wie ein Kätzchen ins Ohr schnurrt, endlich loszulegen, bis wir, ob willig oder weniger sollte nicht zur Diskussion stehen, in die Kleider springen und heroisch den Asphalt betreten. So könnte ich es mir vorstellen.

Eher wahrscheinlich ist, dass der Körper sich noch ein wenig Zeit lässt und herumtrödelt, als hätte er alle Zeit der Welt. Hat er aber nicht. Denn seit Kurzem hat sich meine mir mittlerweile lieb gewonnene Gewohnheit, in den anbrechenden Morgen hineinzuwalken, um eine erstaunliche Facette erweitert. Ich versuche gezielt, noch vor Sonnenaufgang den ersten Schritt des Tages zu tun. Plane minutiös den morgendlichen Walk. Gerade während der Wintermonate eine beachtliche Herausforderung. Was oft nur mit einem kleinen Trick möglich wird. Wenn ich mich auf den Weg mache, stelle ich mir vor, ich stünde am Strand von Key West, dem südlichsten Punkt der USA in Florida, um den leuchtenden Ball der aufgehenden Sonne über dem

Meer zu begrüßen. In Gesellschaft vieler anderer Sonnenanbeter, die wild zu applaudieren beginnen, sobald die Sonne über dem Horizont auftaucht. Meine Kollegen in unseren Breitengraden, die Walker, Jogger und solche, die ihr Rad oder ihren Hund ausführen, sind vielleicht nicht ganz so entspannt. Aber auch sehr nett.

Wenn es dann so weit ist und mein Körper, ab und an noch etwas zerknittert, den Schritt über die Schwelle ins Freie schlurft und den ersten Atemzug an der frischen und kühlen Luft tut, erwachen Körper und Walkerin auf einen Schlag. Energie strömt durch die Knochen, die beginnen, sich in Position zu bringen, und sich bereit machen für ihren ersten Auftritt des Tages.

Der schwierigste Schritt ist vollbracht, und was folgt, ist ein Leichtes. Braucht man nur noch die Hände in die Schlaufen der Stöcke einfädeln, mit den Armen sachte zu schwingen beginnen und einen Fuß auf den anderen Fuß folgen lassen. Es ist vollbracht. Die kritische Situation ist gemeistert, der Widerstand gebrochen. Denn ab diesem Moment gibt es kein Zurück mehr, keine Unlust, die noch immer nicht aufgeben will und sich vor jeder neuen Runde durch die Gedanken nörgelt, den Unsinn besser sein zu lassen. Noch dazu zu derart unwirtlich früher Stunde. Doch kaum setzt man sich in Bewegung, verschwinden alle bremsenden Gedanken, einer um den anderen. Und schon übernimmt ein dynamisches Körpergefühl das Ruder, und die innere Handbremse ist gelöst. Es fühlt sich gut an, wenn der Körper beginnt, sich langsam auf die Bewegung einzuschwingen, langsam zu traben, loszumarschieren. Für uns Stockhalter ist jetzt das Schlimmste ausgestanden, wir haben es wieder einmal geschafft und sind unterwegs.

Dabei schwebt mir auch noch vor, mich von Tag zu Tag zu verbessern. Ganz im Sinne und in Anlehnung an Joseph H. Pilates, Erfinder des gleichnamigen ganzheitlichen Ganzkörpertrainings, der behauptete, dass man nach 10 Stunden Pilates den Unterschied fühle, nach 20 Stunden den Unterschied sehe und nach 30 Stunden einen neuen Körper habe.

Nike ist ganz aus dem Häuschen und vielleicht überlegt sie insgeheim, probehalber einen Flügel durch einen Stock zu ersetzen.

Mehr ist auch nicht vonnöten. Ein Satz Walking-Stöcke, und das war es auch schon. Achtet man auf die richtige Stocklänge – denn zu lange Stöcke können blockieren, sodass der Schwung dabei verloren geht – und darauf, die Stöcke nicht zu fest zu umklammern, steht ein paar tausend Schritten nichts mehr im Wege. Tatsächlich hat sich eine solche Umklammerung negativ auf meine Handgelenke ausgewirkt. Gerade zu Beginn meiner Nordic-Walking-Touren hatte ich manchmal das Gefühl, ich müsse mit aller Kraft zupacken, um die Stöcke nicht zu verlieren. So, als zöge mich ein ausgewachsener Bernhardiner, den ich zum Glück nicht wirklich habe, hinter sich her, und es sei an mir, Sorge dafür zu tragen, dass er nicht ausbüxt. Was verrückt, aber leider wahr ist. Wahr war. Das Ende der Geschichte war ein stechender Schmerz im Handgelenk. Zum Glück nur im rechten. Glück im Unglück, dass nicht beide davon betroffen waren. Misslich auch, dass ich in Folge mein rechtes Handgelenk ein paar Tage lang nicht beanspruchen konnte. Nicht auszudenken, wie viele Schritte ich durch dieses selbstverursachte Malheur eingebüßt habe. Den Bernhardiner indes hätte ich bei näherer Überlegung allerding ganz gerne als Walking-Begleitung, jedoch, das Tier ist mir zu groß.

Nike gibt zu bedenken, ich hätte nicht zwingend pausieren müssen und auch weiterhin einfach ohne Stöcke walken können. Natürlich hätte ich …

So kann auch immer einmal etwas schiefgehen. Denken Sie nur ans Rudern. Wie Sie gemütlich über den Fluss oder durchs Fitnessstudio rudern. Doch statt nun die Kraft von Beinen und Oberarmen einzusetzen, legen sich Handgelenke und Rücken ins Zeug, um voranzukommen. Das Ende der Geschichte ist auch hier fatal, der Schmerz lauert schon darauf, brutal in den Körper einzufahren. Und glauben Sie mir, dem wollen Sie nicht begegnen.

Bedeutet das jetzt, man sollte sich doch einer entsprechenden Technik bedienen?

Beim Gehen haben wir leichtes Spiel. Idealerweise aufrecht statt gebeugt. Beim Nordic Walking sieht die Sache ein wenig anders aus.

Zuerst einmal geht es darum, die richtige Stocklänge für sich herauszufinden, denn die bereits erwähnte Variabilität derselben ist so eine Sache. Die perfekte Höhe variiert nämlich leider von Quelle zu Quelle. So Sie eines Tages an einer geführten Nordic Walking Gruppe teilnehmen und beabsichtigen, die Stöcke vor Ort auszuleihen, sollte damit gerechnet werden, dass sich Gräben auftun hinsichtlich der idealen Stockhöhe. Meist stimmen die anderen Teilnehmer auch noch mit ein in die Suada um die perfekt Stocklänge und schmettern im Chor: »Die sind ja viel zu hoch, viel zu niedrig.« Was an den entsetzten Aufschrei eines jeden neuen Buchhalters im Team erinnert, der bei Durchsicht der vorhandenen buchhalterischen Unterlagen zu hyperventilieren beginnt und weiß: »Das muss neu aufgesetzt werden.«

Nike kann ihr Glück nicht fassen. Hat sie soeben Gesellschaft von einer Kollegin bekommen, der römischen Göttin der Überredung? Von Suada? Leider, Nike, hier war nur die Rede vom Wortschwall. Betrübt zieht sie sich zurück.

Die Stöcke sind praktischerweise mit rechts und links beschriftet. Doch selbst, wer seine Lesebrille nicht dabei hat, kann sich anhand der Schlaufen und damit einhergehend mit der Position des Daumens problemlos orientieren. Ansonsten kann es schon losgehen. Es wird gegengleich gegangen, sodass das rechte Bein und der linke Arm gleichzeitig vorne sind und umgekehrt. Sollten Sie ob dieser Koordinationsübung anfänglich ins Straucheln geraten, hilft ein einfacher Trick: Fädeln Sie die Hände in die Laschen ein und lassen die Stöcke, ohne sie festzuhalten, hinter dem Rücken hängen. Als wäre ein Band um die Handgelenke geknüpft, das Sie hinter sich herziehen oder schleifen lassen. Dann einfach losmarschieren, ohne auf das Gerät zu achten. Am besten im Gespräch mit sich selbst oder Freunden, oder Sie geben den Hans-guck-in-die-Luft oder frönen dem Bird Watching. Setzen Sie sich nun in Bewegung und vergessen Sie den baumelnden Anhang. Lassen Sie die Arme in Ihrem Geh-Rhythmus völlig absichtslos hängen und bald schon werden Sie merken, wie sich die schaukelnden Extremitäten gegengleich einzupendeln beginnen. Im perfekten Bewegungsmuster, diagonal. Kleiner Trick, große Synchronisation. Arme und Beine sind jetzt ohne unser Zutun im richtigen Rhythmus. Wer jetzt noch ein bisschen auf die Fußarbeit achtet, hat schon gewonnen. Man steigt zuerst mit der Ferse auf und rollt über den Ballen ab, versucht größere Schritte zu machen, schwingt mit Becken und Schulter im Takt.

Diese Form der Bewegung verhilft zu einer aufrechten Körperhaltung, lässt uns die frische Luft zu fast jeder Tages- und Nachtzeit inhalieren, sodass die Bronchien vor Freude juchzen, da frisch aufgefüllt mit Sauerstoff, und Sie wieder tief durchatmen können.

Über die Lust am Gehen

Der große Vorteil vom Nordic Walking gegenüber Joggen, Fahrradfahren oder Krafttraining liegt darin begründet, dass der ganze Körper beansprucht wird und mehr Bewegung für Muskeln und Gebein bringt. In Zahlen ausgedrückt sind das ganze 70 Prozent der Muskeln im Körper, die bei einer Runde Nordic Walking durchgerüttelt werden.

Unter diesem Aspekt betrachtet werden diese zwei schlanken Stöcke direkt zum privaten, kleinen und feinen Fitnessstudio, das Sie jederzeit frei Haus aufsuchen können. Wann immer Ihnen der Sinn danach steht und natürlich wann immer Ihr Schrittkonto gefüllt werden muss. Doch dazu später.

Sehen wir uns nun die Effekte an, die diese wohltuende Bewegung bringt, und beginnen wir gleich mit dem besten. Ich darf Ihnen mit gutem Gewissen in Aussicht stellen, dass Sie sich nach einer Einheit Nordic Walking rundum wohlfühlen werden. Ganz egal, wie weit Sie gekommen sind oder wie schnell Sie unterwegs waren. Sie kommen ausgelüftet, aufgerichtet und ausgepowert wieder zurück. Köstlich erschöpft und praktischerweise auch mit besserer Laune im Gepäck als vor dem Walk. Natürlich ist das Stimmungsbarometer immer von den Dramen, die sich gerade aktuell in Ihrem Leben abspielen, abhängig. Und auch wenn am Ende vielleicht noch nicht alles wieder gut ist, es wird immer besser als zuvor sein. Nordic Walken tut rundum gut!

Das gute Leben: Lifestyle mit Stöcken

Bevor ich mich jetzt selbst noch kurz vor Einbruch der Dunkelheit auf den Weg mache, um für Nachschub für mein Schrittkonto zu sorgen, trage ich zuvor alle Schritte, die ich in den letzten fünf Tagen gesammelt habe, flink nach. Fein säuberlich nach Datum sortiert. Damit auch ja alle erfasst sind und ich keinen einzigen übersehe.

Wenn ich um diese Tageszeit gehe, dann gerne mit Kopfhörern in den Ohren, denn ich stecke mitten in einem turbulenten Roman, den ich mir beim Gehen vorlesen lasse. Eine andere Form der Motivation und abhängig vom Inhalt. Aber es wirkt. Da ist es auch schon vorgekommen, dass ich mit deutlich mehr Schritten als geplant wieder nach Hause zurückgekommen bin. Gefesselt an einen Text, gehen sich die Schritte wie von selbst, und tatsächlich braucht es hie und da die Extrameile. Meine Schrittsammlung wächst stetig.

Nike taucht hinter meinem Fahrtenbuch für Walker auf und fragt sich, ob eine derartige äußere Ablenkung wie das Eintauchen in ein alternatives Abenteuer denn nicht vom Wesentlichen ablenke. Davon, beim Gehen die Sinne zu schärfen und den Geist zu befreien. Achtsam unterwegs zu sein. Nun, Nike hat Recht mit ihrer Überlegung, und wir beide stellen uns gemeinsam die Frage, was es mit dem achtsamen Gehen auf sich hat.

Achtsam Gehen

»Achtsamkeit bedeutet, im Hier und Jetzt zu sein, und zwar nicht nur körperlich, sondern auch mental. Das ist für die meisten Menschen kein Normalzustand. Viele hängen mit ihren Gedanken entweder in der Vergangenheit fest, beschäftigen sich mit Sorgen oder denken über die Zukunft nach.«. So einer der vielen Versuche unbekannter Herkunft, Achtsamkeit auf den Punkt zu bringen. Geht man einen Schritt weiter und zerlegt den Begriff Achtsamkeit in einzelne Aspekte, entdeckt man viele wünschenswerte, da wertvolle Auswirkungen auf unser Leben. Demnach wird, wer bewusst im Hier und Jetzt unterwegs ist, mit jedem Schritt in Richtung Ausgeglichenheit und Freude marschieren. Wer wertschätzend durch die Natur flaniert, innehält und seine Umgebung aktiv wahrnimmt, lässt einen neuen Blickwinkel auf die Welt zu. Wer die Stille genießt und das Leben so annimmt, wie es sich gerade präsentiert, sogar wenn es uns übel mitspielt und sich ab und an von seiner schlechtesten Seite zeigt, wird dennoch für neue Gedanken und Sichtweisen offen sein. Grenzen können gesprengt und überschritten werden.

Achtsamkeit ist also eine Form von Wahrnehmung, die unseren Alltag verbessert und unser Leben einfacher und schöner macht. Würzen wir nun das Spiel um die Schritte mit einer Prise Achtsamkeit, wird unser neu erwachtes, da belebtes Lebensge-

Achtsam Gehen

fühl um eine weitere, spürbare Verbesserung bereichert und erfährt eine neue Dimension in der Wahrnehmung, im Bewusstsein. Achtsamkeit macht das Gehen tatsächlich aufregender, das Leben leichter und wertvoller. Unsere Sorgen finden keinen Nährboden mehr, auf dem sie wie Pilze im schattigen Unterholz sprießen. Der unruhige Geist kann sich entspannen und so positiven und optimistischen Gedanken Platz schaffen. Der achtsame Walker wird zudem auch noch mit einem Quantum Geduld belohnt. Achtsames Gehen im Freien hilft nun, allen unliebsamen Gedanken die Aufmerksamkeit zu entziehen und uns fest im Hier und Jetzt zu verankern. Ohne zu bewerten. Was wichtig ist, denn letztendlich haben wir doch so viele Möglichkeiten, die Gegenwart zu spüren und uns achtsam auf unseren weiteren Weg machen. Jeder auf seine Art. Die heilsame Wirkung der einfachsten Bewegung der Welt setzt schnell ein, und jeder, der es schon einmal achtsam angegangen ist, wird gespürt haben, wie unbeschwert es sich anfühlt, wenn man jeden einzelnen Schritt genießt. So als würde man über den Asphalt fliegen. Nike kennt das.

Und selbst, wenn sich der nervös flatternde Geist zu Beginn eines Spaziergangs noch bockig und störrisch anstellt, fügt er sich spätestens am Ende der Runde in sein Schicksal, gibt sich geschlagen. Sieht ein, dass es keinen Sinn hat, sich unnötig aufzuregen, beruhigt sich und legt, nach reichlich unnützer Flatterei, letztendlich doch noch Gelassenheit an den Tag. Wie gewünscht.

Walk & Talk

Dem Walk mit sich selbst im Hier und Jetzt steht eine ganze andere Form des Gehens gegenüber. Die des Gehens und Sprechens.

Gerade hier spielen auch kulturelle Unterschiede eine nicht unbedeutende Rolle. Sieht man sich unter diesem Gesichtspunkt Spaziergänger in ganz Europa an, wird man feststellen können, dass diese vielfach zu ihrem Vergnügen flanieren. Ob ausschließlich zu ihrer Freude sei dahingestellt, jedoch erweckt der in Straßenkleidung, manchmal sogar in feinste italienische Seide gehüllte Flaneur auf unserem Kontinent eher den Anschein, seine Schritte genussvoll auszuschreiten. Auch allein. Wahrscheinlich im Gespräch mit sich selbst, ist doch ein guter Spaziergang eine hervorragende Gelegenheit zum Selbstgespräch. Gerne aber auch zu zweit oder in kleinen Gruppen. Es wird lustvoll flaniert, wie besonders gut in südlichen Ländern wie Spanien oder Italien zu sehen ist. Man geht in Gesellschaft auf und ab, hin und her, plaudert, lacht, weint, trauert und bespricht die Welt. So intensiv, dass es vorkommen soll, dass man am Ende überrascht ist, wo man angekommen ist. Das ist Walking & Talking vom Feinsten.

Wirft man indes einen Blick in Richtung Übersee, sieht der Spaziergänger, so man ein solch seltenes Exemplar, ja, fast schon exotisches Wesen, entdeckt, meist ein wenig anders aus. Mit Sporthosen, Leggings und Tops bekleidet, joggt Amerika munter quer durchs Land und macht aus jeder Bewegung einen Sport. Man will sich maximal verausgaben und die Schweißbäche, die aus allen Poren strömen, so richtig spüren. Auch eine Form von Achtsamkeit, der einfach nur eine andere Form der Bewegung vorausgeht.

Aber auch in anderen Bereichen ist der Einfluss der Bewegung auf unser Leben mittlerweile angekommen und nicht mehr wegzudenken. Zurecht, denn wir kommen weiter, wenn unsere beiden Gehirnhälften miteinander gekoppelt sind. Durch die schwingende Bewegung werden die rechte Hälfte, die unsere Emotionen steuert, und ihr linkes Pendant, das mehr vernunftbasiert agiert, miteinander verknüpft, sodass das gesamte neurobiologische Potential zur Verfügung steht. Die Max-Planck-Gesellschaft vergleicht das Gehirn sogar mit einem Muskel, der sich bis ins hohe Alter trainieren lässt. Sodass es möglich ist, auch in späten Jahren eine Fremdsprache von Grund auf zu lernen, Yoga zu trainieren oder mit einer ausgefallenen Wette bei »Wetten, dass..?« aufzutreten. Ein solches Geschenk nicht zu nutzen, wäre die reinste Verschwendung. Gemeint ist hier: zu gehen und die Gehirnhälften nicht zu synchronisieren.

Über die Lust am Gehen

Walk&Talk-Therapie nennt sich dann auch eine neuere Coachingmethode, die sich nicht ganz zufällig auch in der Psychotherapie etabliert hat. Doch nicht nur dort. Hintergrund für diesen innovativen Ansatz der Problemlösung ist, dass durch die Bewegung beim Gehen gleichzeitig die Gedanken in Schwung gebracht werden. So lässt sich beim Coaching im Gehen ein vortreffliches Gespräch zwischen einem, der auf der Suche nach einer Lösung für sein Problem is,t und seinem Coach führen. Gleiches Szenario in der Psychotherapie, wo gehend therapiert wird und Arzt und Patient Seite an Seite marschieren, statt dass der Hilfesuchende während der Therapie auf der berühmten Couch abliegt. Walking Therapy.

Doch nicht nur im Coaching und der Psychotherapie findet diese Outdoor-Methode, Probleme zu lösen, Anwendung, sondern auch in der Politik. Und wieder befinden wir uns in guter Gesellschaft, wenn wir walken & talken wie Michail Gorbatschow, ehemaliger Präsident der Sowjetunion, und der deutsche Ex-Kanzler Helmut Kohl, die spazierend Weltpolitik machten und walkend in die Geschichte eingingen.

In der Wirtschaft hat es sich als vorteilhaft erwiesen, Gespräche gehend zu führen und so auf einer anderen, einer besser gekoppelten Wellenlänge miteinander zu schwingen als in den Büros dieser Welt.

Aber auch im privaten Walk wird das Leben im Kleinen wie im Großen besprochen. Wie köstlich lässt es sich gemeinsam gehen und dabei nicht nur die Welt aus den Angeln heben, sondern dieselbe auch noch retten. Denn der Vorteil einer Diskussion auf dem Asphalt ist eindeutig der, dass die Füße auch während heißer Streitgespräche ganz genau wissen, was zu tun ist und was von ihnen verlangt wird. Ein Automatismus, ähnlich einer täglichen Autofahrt zum selben Ziel, die bald schon ohne viel eigenes Zutun abläuft. Jedenfalls so lange, bis man eines Tages eigentlich woanders hinfahren möchte, in Gedanken versinkt, aus denselben kurz auftaucht, um feststellen zu müssen, dass man unterwegs offensichtlich die gewohnte Route eingeschlagen hat. Der Automat hat ganze Arbeit geleistet und hat sein gewohntes Schema F abgespult. Ohne Rücksicht auf die neue Navigationsvorgaben, selbst wenn er mit diesen gefüttert wurde. Verlässlich bringt er seinen Fahrer gut, jedoch ans übliche Ziel. Ganz automatisch, so wie auch unsere Füße uns während eines inspirierenden Walk & Talks zu tragen vermögen.

Wer noch immer mit sich hadert ob der scheinbar so einfachen Art, sich Bewegung zu verschaffen, sollte sich daher noch einmal vor Augen halten, welch segensreichen wie weitreichenden Nutzen das Gehen auf unser Wohlergehen hat. Nicht nur in der Therapie, Politik, Wirtschaft und natürlich in der Literatur. Der Weitblick macht uns sicher.

Gehen und Kreativität

In der Literatur wurde seither ein kreatives Walking gepflegt. Schon die beiden großen Dichter Goethe und Schiller pflegten ausgiebig zu walken oder zu wandern, wie es damals noch hieß. Schiller selbst widmete sich in seinem Gedicht »Der Spaziergang« dem großen Ganzen der Natur. Er schrieb an Wilhelm von Humboldt über sein Gedicht, dass noch in keinem seiner Werke das Gemüt so sehr als eine Kraft gewirkt hat.[8]

Schiller nahm auch mit kleineren Strecken vorlieb, ebenso wie er auch mit seinem Arbeitszimmer das Auslangen fand, das er durchmaß und dabei seinen Gedanken freien Lauf ließ.

Sicher ist auch, dass während einer bewegten Runde Walkens die Kreativität zu fließen beginnt. Eine simple Technik, die sich so unkompliziert darbietet, dass man nur noch zugreifen muss. Das war's dann auch schon. Den Rest erledigen Körper und Geist in gewohnt eingespielter Kooperation.

Thornton Wilder (1897-1975) war ein passionierter Spaziergänger, dessen Texte während seiner ausgiebigen Runden entstanden. Ohne die der amerikanische Bühnenautor und Romancier glaubte, gar nicht schreiben zu können. Er maß

---

[8] Imke Barfknecht. Friedrich Schiller – Der Spaziergang – Gedichtsinterpretation

seine Texte in Schritten. Seiner Schätzung nach führte jeder Spaziergang zu einer fünfzehnminütigen Szene, und er konnte sich gar nicht vorstellen, ein ganzes Stück oder einen Roman am Schreibtisch zu verfassen.

Ein Kreativ-Walk dient der Ideenfindung ebenso wie dazu, Blockaden im Denken zu lösen, um neue Ansätze zu finden. Selbst ohne Anleitung, denn es reicht, sich zu Beginn des Walks die Frage, um die es geht und die gelöst werden soll, vor Augen zu halten. Dann auszuschreiten, Assoziationen in der Natur auffangen, die dabei aufkommenden Gedanken frei fließen zu lassen und unter keinen Umständen zu bewerten. Keine Idee, kein Einfall ist unwichtig oder gar schlecht. Die dabei beschwingt eingefangenen Gedanken werden in Folge mit dem zu lösenden Problem oder mit der sich selbst gestellten Frage verknüpft, sodass daraus ein Lösungsansatz entstehen kann. Sicherheitshalber kann man auch kurz anhalten, um sich zwischendurch ein paar Notizen zu machen, damit ja kein Gedanke verlorengeht. Ja, ist es manchmal sogar dringend angezeigt, eine solche Pause einzulegen, um die frische Idee zu arretieren. Denn die flinken Gedankenblitze sind oft schneller wieder verschwunden als der nächste Schritt gegangen.

Beim Gehen ist unseren Gedanken Tor und Tür geöffnet, hier dürfen sie ausnahmsweise frei fließen. Wir dürfen denken, was wir wollen. Bis auf eine kleine Ausnahme, immer dann, wenn man Nordic walkend unterwegs ist und anfänglich der

Technik noch viel Augenmerk schenkt. Gerade wenn zu Beginn die ideale Haltung der Stöcke im Fokus steht, die Stockführung und die Schrittlänge die ganze Aufmerksamkeit beanspruchen. Sobald aber diese Bewegungen in Fleisch und Blut übergegangen sind, und das tun sie im Laufe des Walkens automatisch, lässt die Konzentration darauf nach. Jetzt haben auch unsere Gedanken freie Fahrt. Und es kann losgehen!

Denn, so Daniel Goleman, Psychologe, Wissenschaftsjournalist und Buchautor, »Kreativität passiert hauptsächlich in den Konzentrationspausen«. Dann, wenn die zielgerichtete Aufmerksamkeit Pause hat, die Gedanken umherwandern, wie ihre Denker ihnen dies gleichtun und einfach lockerlassen. Abschalten.

Von Routine und Ritualen

Wer es noch nie probiert hat, zu walken & talken oder seine Kreativität von der langen Leine zu lassen, sollte unbedingt einen Versuch anstellen und das sich austauschende Gehen zu einer inspirierenden Routine werden lassen. Zu einer neuen Gewohnheit, die nur darauf lauert, liebgewonnen zu werden. Einer, die in der Lage ist, unser Leben zu würzen, da sie uns Gesundheit, Kreativität, Achtsamkeit, Problemlösung, Entspannung und viel gute Laune schenkt. Die Liste lässt sich fortsetzen.

Von Routine und Ritualen

Routine hilft uns ganz besonders, wenn es darum geht, Aufgaben automatisiert anzugehen, ohne erst lange darüber nachdenken zu müssen, sondern diese einfach bei den Hörnern zu packen und zu erledigen. Gerade auch in Krisenzeiten taucht immer wieder die Frage nach routine- und kraftspendenden Ritualen auf. Haben wir es doch in solchen Zeiten mit einem zerfledderten Ablauf an Stunden zu tun, die sich lose aneinanderreihen und am Ende scheinbar keinen Sinn ergeben. Ein planloses Abspulen der Zeit ohne Halt und Struktur, ein Weg ohne Orientierung. Wer ohne Routine durch den Tag gleitet, dem droht bald schon der mentale Kollaps. Haltlosigkeit wird somit auch immer mehr ein Thema unserer Zeit und äußert sich nicht nur in der Online-Welt, wo neue Strukturen aufgebaut werden, um sich zu vernetzen. Was wiederum darauf hindeutet, sich hier ein sicheres Umfeld aufbauen zu wollen. Der Sinnhaftigkeit und dem Aussicht auf Erfolg soll an dieser Stelle nicht nachgegangen werden. Das Netz, die Struktur, das bekannte Raster sind zwar nicht immer sinnstiftend, jedoch haltgebend. Braucht es doch wie ein gutes Lehrbuch ein Register, an dem man sich orientieren kann, einen roten Faden, an dem man sich anhalten kann und der uns leitet und den einzuschlagenden Weg weist. Der deutsche Schriftsteller Sten Nadolny, der seinen Protagonisten in seinem Roman »Netzkarte« mit der Bahn quer durch Deutschland schickt, lässt grüßen. Nike macht große Augen und gibt zu bedenken, ob es nicht

Über die Lust am Gehen

vielleicht effizienter wäre, statt mit der Eisenbahn durchs Land zu fahren, einfach zu gehen. Oder zu fliegen. Nike indes vergisst, dass nicht jeder von uns Flügel hat.

Zurück von dem Bahnnetz zum neuronalen Netz. Bis sich willkommene Gewohnheiten langsam einschleifen, müssen sie zuerst einmal von Tag zu Tag aufs Neue praktiziert werden. Allein der Vorlauf ist schon ein weiter Weg, der oft Monate in Anspruch nehmen kann. Bis es dann eines Tages endlich so weit ist und sie völlig überraschend darauf pochen, fortgeführt zu werden. Plötzlich den Spieß umdrehen und uns mit vorwurfsvoller Miene antreiben. Freudigst begrüßt wie der wöchentliche Spaziergang mit der besten Freundin, der bald schon zum Ritual wird. So austauschend und diskursiv wie Winston Churchill und Charlie Chaplin bei ihren fiktiven Spaziergängen, wie sie Michael Köhlmeier in den »Zwei Herren am Strand« zeichnet. In meinem Fall zwei Damen im Wald.

Regelmäßigkeit schafft also Routine. Je öfter wir walken, desto geschmeidiger, gefälliger und routinierter wird nicht nur das Gehen empfunden, sondern auch der Bewegungsablauf.

Allerdings ist Routine von vorneherein nicht immer positiv besetzt. Denken wir nur an die ewige Leier vom Ausstieg aus dem Hamsterrad. Wenn es darum geht, unerträglich gewordene, da automatisierte Gewohnheiten, die den Alltag dominieren und beherrschen, endlich abzustreifen wie einen zu Eis gefro-

Von Routine und Ritualen

renen Wollhandschuh nach einer Schneeballschlacht. Weg damit und hinein in ein wohlig wärmendes Bad, in dem die Hände wieder gut durchblutet werden und sich alle Finger langsam mit Leben zu füllen beginnen.

Andererseits gibt Routine Sicherheit und Struktur, an der entlang man sich orientieren kann, vielfach gerne orientiert. Helfen uns doch gewohnte Abläufe, über die man gar nicht erst lange nachdenken muss, das Leben in den Griff zu bekommen. Grenzen sprengen kann man dann immer noch.

Gerade für regelmäßiges Gehen ist es von Vorteil, sich ein kleines, aber feines Hamsterrad zu errichten. Verkehrte Welt, trachten doch viele danach, ein solches ehest rasch und dauerhaft zu verlassen. Der Walker indes macht sich auf die Suche nach einem solch einspurigen Karussell. Eines, das für seine Besucher ständig offensteht und nicht nur das. Vielmehr eines, das uns magisch anzieht. Sirenengleich nach uns ruft, endlich einzusteigen und eine Runde zu drehen. Dann noch eine. Und vielleicht noch eine dritte, denn aller guten Dinge sind ja immer noch drei. Ein einladendes Hamsterrad, das seine Pappenheimer kennt und diese um den Finger zu wickeln weiß. So wie meine hauseigene Sirene, die jeden Morgen versucht, mich zu locken, mich endlich anzuziehen und hinaus in die totale Finsternis und Kälte zu wackeln. Notfalls dürfe ich auch hinaus stolpern, denn wach ist nicht gleich munter. Morgen für Morgen verspricht sie mir einen formidablen Sonnenaufgang, den sie mir derart verkauft, als wäre es der schönste, den ich jemals sehen würde. Legt nach und lockt mich einer belebenden Erfrischung und einem perfekten Start in den Tag. Nike und die Sirene sind sich einig und würden mich glatt zur Tür hinaus zu schubsen, ginge es nach ihnen. Allein, der Widerstand ist groß. Und doch komme ich der Aufforderung, wenn auch mit viel Wehklagen und Murren, nach. Die Damen sind in der Überzahl.

Sie werden es jetzt vielleicht ahnen, aber ich beginne mein Tagwerk am liebsten noch vor Sonnenaufgang, damit ich den Zauber einer morgendlichen Walking-Runde so oft wie möglich in mir einfangen und mich damit mental wie körperlich aufladen kann.

Besonders in Stresszeiten, die alles von uns fordern, können routinierte Abläufe eine wertvolle Hilfe sein. Vor allem, wenn es darum geht, Tag für Tag Bewegung unterzubringen. Mit der Aussicht auf Verankerung im Denken und dem unbändigen Wunsch nach aktiver Umsetzung. Ein Glücksfall für alle, die nicht und nicht in die Gänge kommen wollen.

Freundlicherweise stellt sich jedoch der Körper relativ rasch auf unsere Anforderungen an ihn um. Er ist schlau, versteht schnell, was wir von ihm wollen, und zeigt sich willig, unseren Bedürfnissen Folge zu leisten. Theoretisch, denn natürlich hapert es in der Umsetzung an diversen Kleinigkeiten, wie zum Beispiel dem Bedürfnis, immer zur gleichen Uhrzeit seine Ein-

Von Routine und Ritualen

heit zu absolvieren. Kehrt man spätabends nach einem Fulltimejob geschlaucht nach Hause zurück, Licht und Laune im Keller, wird selbst der motivierteste Walker ins Straucheln geraten. Regen, Eis und Schnee dienen dem Projekt der 10.000 Schritte dann als Tüpfelchen auf dem i. In der Abwehrstrategie. Nur noch übertroffen von Dunkelheit und Kälte. Setzen Sie hier brütende Hitze und sengende Sonne ein, hat man es mit einer klassischen Sommerblockade zu tun.

Leider ist die Blockade allgegenwärtig. Fegt ein Sturm ums Haus, denn da bleibt uns schon allein beim Blick nach draußen die Luft weg. Das letzte Fünkchen Lust auf Gehen verlischt und der gelernte Prokrastineur tendiert dazu, sein Walking-Date mit sich selbst auf einen späteren Zeitpunkt zu verschieben. Eine Idee, die nach hinten losgehen und uns den ganzen Tag vermasseln mag. Druck wird aufgebaut, und Stolpersteine pflastern unseren Weg, gerade so, als wollten sie uns zu Hause in Sicherheit wähnen. Die noch ausständigen Schritte und damit einhergehend die Last des Unerledigten hängen wie zäher Nebel über uns und lösen sich erst dann wieder auf, wenn wir uns erheben, den ersten Schritt gehen.

In so einem Fall ist Routine alles und hilft. Am Ende werden wir auch noch reichlich belohnt. Wenn die anfänglich unangenehme Pflicht plötzlich zum Vergnügen wird. Unterwegs. Die Kraft des Gehens sich entfalten kann. Und sie entfaltet sich immer.

Über die Lust am Gehen

Die Ersten am Olymp werden diejenigen sein, die ihren täglichen Walk kaum erwarten können. Zugegeben, in meinem Fall ein wahrlich weites Feld. Was für ein Glück, dass mir Nike hier unten beisteht und ich nicht erst den Sitz meiner Göttin erklimmen muss. Das wäre erst ein Weg. Und doch sehe ich schon einen Funken Licht und spüre Bewegung. Hauchzarte Schwingungen liegen in der Luft. Als wäre ich fast schon am Gipfel des wonniglichen Gehens angelangt.

Die Stunde, die den Körper verändert

Ein neuer Tag bricht an. Der Wecker rasselt auf den Nachtkästchen und reißt die noch verschlafenen Zellen aus dem Land der Träume. Die Energie bahnt sich schleppend ihren Weg durch den Körper, der, noch zwischen den Welten, in den jungen Tag hineintorkelt. Wer es jetzt schafft, in die Socken zu schlüpfen und sich auf dieselben zu machen, darf sich auf seine Fahnen heften, auf der Überholspur zu sein.

Den Olymp vor Augen, stimme ich ein Hoch auf die frühen Morgenstunden an. Denn die schönsten Momente liegen zweifellos in diesen verborgen und machen das Gehen zu einem fulminanten Auftakt in den Tag, gleich einer Ouvertüre. Zugegebenermaßen muss man Gehen vor dem Frühstück mögen. Gerade im tiefsten Winter meist eine kleine Herausforderung. Da hilft auch die beste Gesellschaft nichts, denn auch die ist um diese Unzeit meist noch nicht fit. Allein Müdigkeit ist mein Begleiter.

Nike drückt mir kalt lächelnd meine Leuchtstreifen in die Hand, die mich bis zum Sonnenaufgang sichtbar machen werden. Damit ich nicht überrollt werde. Und schon geht's los. Kaum liegen die ersten Schritte hinter mir, stellt sich verblüffend rasch, wie mir scheint und wie ich Nike sofort wissen lasse, auch schon das nicht ganz so bekannte *Walking High* ein. Mein Pendant beim Gehen zum besser bekannten *Runners High* der Läufer, das ich wohl in diesem Leben nicht mehr erleben werde. Habe ich doch nach langem und zähem Ringen mit mir selbst erkannt, dass mein Leben mit dem Laufsport nicht kompatibel ist, und diesem den Rücken zugewandt. Dass ich nicht mehr jogge, ist mir heute einerlei, denn ich habe die perfekte Alternative für mich gefunden. Doch das nur am Rande.

So erlebe ich jedes Mal einen kleinen Triumph, wie ihn nur meine Siegesgöttin Nike in dieser Frequenz gewohnt ist, auszukosten, wenn ich spätestens ab dem zehnten Schritt ausschreite, als wäre ich der frohe Wandersmann aus dem Gedicht von Joseph von Eichendorff. Mit Hochgenuss marschiere ich in den Sonnenaufgang hinein. Stets nach der täglichen Überwindung, die es mich noch immer kostet. Der Weg ist kein leichter, vor allem nicht, wenn es graupelt, der Nebel noch tief über den Bäumen hängt, sodass man fast Gefahr läuft, sich selbst darin zu verfangen. Rundum knackt, raschelt und tropft es. Ein Blatt segelt vom Baum. Ein anderes wird unter den Füßen, die mittlerweile ohne mein Dazutun auf energischen Schrittmodus umgeschaltet haben, von der Schuhsohle zermalmt. Die frühen Vögel zwitschern im Chor mit dem Klackern der Nordic-Walking-Stöcke auf dem Asphalt.

Die Welt ist noch in Ordnung, sei es auch nur, weil sie noch schläft. Umso heroischer fühlt es sich natürlich an, um diese Stunde schon unterwegs zu sein. Bis eine neu errichtete Absperrung meiner geplanten Walking-Route einen Strich durch die Rechnung macht. Mich zum großräumigen Ausweichen zwingt. Auf die nahegelegene Landstraße, um das Baugebiet zu umrunden. Was äußerst unattraktiv ist, jedoch metaphorisch gesehen, eine Chance, Neuland zu entdecken. Freiwillig hätte ich diesen Weg nie eingeschlagen.

Dabei geht mir eine Überlegung nicht mehr aus dem Sinn. Warum ich nicht schon früher zu den Stöcken gegriffen habe. Während ich vor mich hin grüble, komme ich an einem kleinen Apfelbaum vorbei, an dem noch drei rotbackige Äpfel darauf warten, gepflückt zu werden. Walke an einem Vogelhäuschen vorbei, das einladend im Morgenwind schaukelt. Ein Anblick zum Anbeißen.

Hinter den Gardinen gehen die ersten Lichter an, und ich stelle mir vor, wie die Menschen dahinter, noch schlaftrunken, aus ihren Federn kriechen. Sich die erste Tasse Kaffee des Tages aufbrühen und voller Ungeduld darauf warten, dass der letzte

Die Stunde, die den Körper verändert

Tropfen durch den Filter gelaufen ist. Ein altmodisches Bild fürwahr, doch bin ich wahrscheinlich noch eine der letzten Kaffeetanten, denen dieser Genuss schiere Freude bereitet.

Vorbei geht's an den Überresten einer Party, die, achtlos in einen Vorgarten gekippt, ihrem Ende entgegen gammeln. Der Verkehr indes nimmt Fahrt auf, und auch darin sehe ich eine neuerliche Chance, einen Zahn zuzulegen, um die mittlerweile schon gut befahrene Straße rasch abzugehen und bald hinter mir lassen zu können. Ein bisschen Konditionstraining kann ja nie schaden.

Aus einer Hausecke lacht mir ein wuchtiger Gartenzwerg entgegen, und auf der gegenüberliegenden Seite entdecke ich eine Dachrinnen Konstruktion, die einer Installation gleicht und an deren Ende ein Blechrohr entlang der Hausfassade in eine Badewanne im Garten führt. Ein kleines Röhrensystem zur Nutzwassergewinnung.

Der Verkehr schwillt an, ich passe mich dieser Unannehmlichkeit an. Beschleunige noch einmal das Tempo. Ein Autobus voll von Vermummten rollt an mir vorbei. Eltern ziehen ihre noch verschlafenen Kinder hinter sich her in Richtung Kindergarten. Dabei dürfte es den Kleinen ähnlich wie mir gehen, sehen sie doch so aus, als wären auch sie noch mit mindestens einem Fuß im Traumland.

Noch immer hänge ich der mir eingangs gestellten Frage nach. Im Übrigen eine ideale Tageszeit, um sich mit Themen,

Über die Lust am Gehen

für die unter Tag wenig Zeit bleibt, auseinanderzusetzen, vor allem auch, weil im Halbschlaf oft interessante Antworten wie von selbst auftauchen. Aus den Tiefen des Unterbewusstseins.

Warum also erst jetzt, warum nicht viel früher? Warum habe ich mich nicht schon viel früher auf den Weg gemacht und begonnen zu walken? Noch dazu, wo es sich um eine solch segensreiche Form der Bewegung handelt? Wäre Nike früher aufgetaucht, wäre ich womöglich schon viel weiter. Streng winkt sie ab und erinnert an das Hier und Jetzt, ermahnt zur Achtsamkeit.

Das Einzige, das wirklich stört, ist die Umleitung. Aber gut, Gehen ist kein Wunschkonzert, und nicht immer kann man sich seine Route aussuchen. Eine Formation mir unbekannter Vögel flattert lautstark über meinen Kopf hinweg, während ich innerlich über die Baustelle, die mir meine morgendliche Routine ordentlich versalzen hat, lamentiere. In der Früh gehe ich am liebsten meine gewohnten Wege und bin noch nicht so flexibel, um mit Gelassenheit auf Abweichungen vom Gewohnten zu reagieren.

Derart vom Weg abgekommen, nutze ich die Gelegenheit, einen Blick in das Freibad, an dem ich vorbeikomme, zu werfen. Ein Ort, an dem ich so viele wunderbare Sommer verbracht habe. Das Schwimmbad liegt verwaist im noch diesigen Nebel. Schaurige Kulisse. Der Charme der vergangenen Tage ist verflogen. Im Gegensatz zur Antwort auf meine Frage nach dem

»Warum erst jetzt?«, die mich noch immer beschäftigt und wie aus einer solchen Nebelsuppe auftaucht war.

Wahrscheinlich, weil ich jahrelang dachte, Gehen sei langweilig, Laufen hingegen gehöre zum guten Ton, Laufen sei das wahre Lebensgefühl und mein Körper eine Rennmaschine. Wovon er allerdings nichts zu ahnen schien. Hatte keine Idee, was ich von ihm erwartete. Dabei hatte ich mich betont chic gemacht und mir zum Auftakt lässige Laufbekleidung zugelegt, was ja eigentlich der wahre Einstieg in jede neue Sportart ist. Denn ist man erst einmal gut gestylt, fühlt man sich gleich eine Spur fitter, was durchaus positive Auswirkungen auf das seelische Gleichgewicht im Kampf um die sportliche Leistung haben kann. Eine Art textiles Doping für Anfänger.

Keine Anfängerin die Katze in orange-weiß-gestreifter Kombination auf der linken Straßenseite, an der ich während meiner gedanklichen Reise in die Vergangenheit vorbeimarschiere. Sitzt da wie eine kleine Sphinx und dürfte auf ihre Frühstücksmaus warten. Katzen haben ja bekanntlich mehr Zeit als wir Menschen. Sind sie doch noch in der Phase der Jäger steckengeblieben.

Lauftechnisch war ich damals somit bestens ausgerüstet, allein mein Körper oder mein Geist, ich weiß nicht, wer von beiden seinerzeit vornehmlich das Zepter in der Hand hielt, spielte nicht mit. Obschon ich alles versucht hatte, mich selbst zu überlisten. Laufend hörte ich mich durch die Weltliteratur. Ich lächelte, um meinem Körper vorzugaukeln, wie viel Freude ich an der Bewegung hätte. Ich klopfte jede Tageszeit auf Tauglichkeit hin ab, trabte abwechselnd morgens, mittags und abends. Immer ohne nachhaltige Begeisterung. Habe mich jedes Mal gequält, um irgendwann doch einzusehen, dass ich einfach nicht zum Laufen geboren war. Versuchte mich an verschiedenen Sportarten, spielte Tennis, ruderte im Team, rappte zu Streetdance und dehnte im Yoga. Der Anblick von Nordic Walkern hingegen, die Hände wie festgetackert an zwei Stöcken, war in meinen Augen nicht mehr als bemüht. Dieses Bild hatte zur damaligen Zeit einfach nicht in meine Vorstellung eines sportlichen Lifestyles gepasst. Zu wenig Aktion. Langweilig.

Meine Walking-Runde neigte sich dem Ende entgegen, die Frage nach dem Warum war beantwortet. Gehen war mir einfach zu langweilig. Aber alles hat bekanntlich seine Zeit.

Ich hatte auch diesen Walk genussvoll absolviert, und die Freude war groß, Nikes Empfehlung nachgekommen zu sein und dem inneren Quälgeist die kalte Schulter gezeigt zu haben. Der Auftakt in den Tag war perfekt, und es würde ein guter werden. So geht es mir mittlerweile immer öfter, und ich genieße besonders meine frühmorgendlichen Runden. Nicht nur, um Schritte zu sammeln. Auch um meine Gedanken zu sortieren und zu planen. Um beschwingt mein Tagwerk aufzunehmen und allen Anforderungen lächelnd zu begegnen und diese gelassen zu meistern. Denn das Leben ist wie Fahrradfahren. Um die Balance zu halten, musst du in Bewegung bleiben, wusste schon Albert Einstein.

Es ist nie zu spät, neu zu beginnen

Derart auf den Grund gedacht, stellt sich Gehen geradezu als ein Kinderspiel dar. Man begeht die Welt, entdeckt, so man achtsam durchs Gelände streift, alle Butterblumen derselben und fühlt sich frei und offenen Geistes. Ab und an kommt es zu freundlichen Begegnungen, manchmal sogar mit sich selbst. Ein Hochgenuss für alle Aktiven und solche, die den Spaß noch vor sich haben.

Und doch lauert nicht selten Gefahr, den Bewegungsrausch abzuwürgen. Oft reicht schon ein kleiner unvorhergesehener Termin aus, der uns von links erwischt, um das vermeintlich stabile Gefüge ins Wanken zu bringen. Uns Lust und Stöcke wie Schuhe in die Ecke pfeffern und wieder reumütig zur langjährigen Wegbegleiterin, der Bequemlichkeit, zurückkehren zu lassen.

Natürlich kann man nichts dafür, wenn der Alltag keine Freiräume zulässt, haben wir unsere Zeit ja nicht gestohlen. Warum es andere schaffen, auf Tour zu gehen, mag darin liegen, dass sie einfach viel mehr Zeit haben, nicht so viel arbeiten müssen

Über die Lust am Gehen

und, unfair, wie das Leben nun einmal ist, sich mollig weich gebettet auf der Butterseite des Lebens aalen. So der Tenor mancher, die mangels Durchsetzungskraft einer Unterbrechung auf den Leim gegangen sind. Rausgerissen aus der Routine der köstlichen Bewegung und zurückgeworfen in den steinigen Alltag mit all seinen Tücken und Anforderungen. Was es hart und härter macht, sich daraus wieder zu befreien und einen neuerlichen Anlauf, Aktivität ins Leben zu bekommen, zu starten. Denn brüsk aus der Bahn geworfen, neigt man im schlimmsten Fall dazu, zu glauben, jetzt zahle es sich sowieso nicht mehr aus. Die dauerhaft verlorenen, da nicht gegangenen Schritte, nachzuholen. Ganz nach dem Motto: Heute ist gestern.

So kann es sich schon anfühlen, als hätte man das Spiel fürs Erste verloren. Zeitlich als auch mental. Leider auch mit Magengrimmen, Verstauchungen und sonstigen Unpässlichkeiten des täglichen Lebens, die nicht ihren Ursprung auf dem Sofa haben, sollte, ja muss auf dem Weg zum Olymp, der für jeden von uns ein anderer ist, gerechnet werden. Außer eben, man hat das Glück, eine Göttin an seiner Seite zu haben. Wie ich mit Nike, der charmantesten Reisebegleitung, wie man sie sich nur vorstellen kann. Auf meinem Walk zum Sitz der Götter, auf den Olymp.

Doch wie ein Schlangenbiss einer giftigen Viper rasch ein Gegengift verlangt, ist auch im Fall eines Fadenrisses so schnell wie möglich für Abhilfe zu sorgen. Wer jetzt Achtsamkeit walten lässt und behutsam in sich hineinspürt, ist nicht allein. Darf sich nun auf Unterstützung aus den eigenen Reihen freuen, wenn auch auf den ersten Blick gar nicht als solche erkennbar: Die verbummelten Schritte lärmen im Hinterkopf und machen lautstark auf sich aufmerksam. Verursachen ein schrilles Tohuwabohu in jedem nur denkbaren Areal des Kleinhirns, in das sie vorzudringen vermögen. Der Hirnträger ist machtlos und hat jederzeit die Wahl. Entweder sich weiteres Gezeter anhören zu müssen oder dem Nörgler im Oberstübchen Paroli zu bieten. Was nichts anderes bedeutet, als die Beine erneut anzuwerfen und loszutraben. Wenn es sein muss, auf der Stelle. Notfalls einmal um den Block. Der Küchentisch dient in einem solch heiklen Fall nicht selten als letzter Ausweg. Ein Glückspilz, der dieser nervigen Aufforderung nachkommt, denn am Ende des Tages lassen sich wieder ein paar hundert Schritte, oft auch viele Tausende, verbuchen und das Ziel rückt wieder in greifbare Nähe. Wie es gelingt, ist obig erwähntem, herrisch agierendem Kritiker einerlei.

An dieser Stelle ist Raum dafür, die eigene Befindlichkeit Revue passieren zu lassen und sich noch einmal alle Ausreden, gängige wie auch abenteuerlich kreative, vor dem geistigen Auge anzusehen und auf Trefflichkeit hin zu prüfen.

Alles, wirklich alles darf hier so schnell aus dem Talon gezogen werden wie ein Häschen aus dem Hut eines brillanten Zauberkünstlers. Ungünstige Lichtverhältnisse, der gebrochene Finger der Großcousine, das lecke Hausdach oder das Warten auf die Zustellung der Biogemüse-Kiste. Die kalte Jahreszeit, die warme ebenso wie die durchwachsene Übergangszeit, alle fordern sie uns hart heraus. Nichts ist uns zu abwegig, nichts lassen wir aus, geht es darum, nicht aktiv zu werden. Lassen sogar die Motivation im Souterrain in Ruhe, wo sie sich vor uns versteckt.

Der lange Atem: Aufgeben kommt nicht in Frage

Was aber macht man, wenn man es wieder einmal nicht geschafft hat, einfach loszugehen? Ohne lange zu fackeln. Leider weiß ich nur allzu gut, welcher Ausreden man sich am besten bedient, um sich im Brustton der Überzeugung selbst zu versichern, warum es absolut unmöglich sei, sich in die Kleider zu zwängen und das Haus zu verlassen. Mein absolutes Spezialgebiet.

Mittlerweile kenne ich einen ganzen Sack voll Tricks. Und doch kommen immer wieder neue hinzu. Dass es zu früh ist, geht natürlich immer, und dass ohne Kaffee wenig möglich ist, scheint auch noch plausibel. Wenn ich allerdings damit komme,

Der lange Atem: Aufgeben kommt nicht in Frage

dass die Sportsachen in der Wäsche sind, braucht Nike ein bisschen Fantasie, um überhaupt zu verstehen, was damit gemeint sein könnte. Denn wozu braucht es Sportsachen? Gute Frage. Ich versichere ihr, dass es morgen viel besser sei, walken zu gehen, dafür würde ich dann auch um einiges länger unterwegs sein. Versuche ich ihr schmackhaft zu machen und ernte einen schiefen Blick. Zudem hätte ich ausgesprochen schlecht geschlafen, genaugenommen viel zu kurz. Wahrscheinlich überhaupt kein Auge zugetan, lege ich nach. An solchen Tagen ist Nike besonders gefordert und kommt verstärkt zum Einsatz, handelt es sich dabei doch um ihr Spezialgebiet, besonders hartnäckige Walking-Drückeberger in die Gänge zu bringen.

Wie an einem Wochenende im nasskalten Januar, an dem ich mir etwas Zeit mit mir selbst verordnet hatte, um ein wenig zur Ruhe zu kommen. *Quality Time* – Nike kichert schon wieder – die ich nicht unbewegt, sondern ausbalanciert und im Yin-und-Yang-Modus zu verbringen beabsichtigte. Ausgiebige Nordic-Walking-Runden mit deutlich mehr als 10.000 Schritten je Walk vor Augen und gemütliche Lesestunden auf dem Sofa mit einer Neuerscheinung, einem spannenden Krimi. Der Samstagmorgen begann frostig und kalt, sodass ich sinnvollerweise mit dem Gehen bis Mittag warten wollte. Allein, die Mittagsmahlzeit bereitet sich ja nicht von selbst und ein Einsatz am Herd war unumgänglich. Zum Glück geht eine Runde nach dem Kaffee immer. Womit ich nicht gerechnet hatte, war ein Telefonat, just

Über die Lust am Gehen

während der kleinen Siesta, die ich mir noch vor meinem Walk genehmigen wollte. Der Anruf warf mich aus der Bahn und ich hatte in der Sekunde alles andere im Kopf, als nach meinen Stöcken zu greifen und eine Runde zu walken. Dabei wäre das der Situation überaus zuträglich gewesen.

Leider ein alter Hut. Theoretisch kann man noch so gut um die Kraft der Schritte Bescheid wissen, in der Praxis sieht es dann oft ganz anders aus. Zum Glück immer seltener. Alles geht gut, solange der Alltag reibungslos funktioniert. Doch kaum taucht eine finstere Wolke am Horizont auf, ist die Macht des Gehens vergessen. Stattdessen stürzt man sich mit blindem Aktionismus ins nächste schwarze Loch, nicht sehend, dass am Rand der Krise Haltegriffe, in Form von zwei Schlaufen, nur darauf warten, ergriffen zu werden. Ein einziger Schritt genügte, um sich ohne großen Kraftakt selbst aus dem Schlamassel zu ziehen.

Denn Gehen ist, Nike, hör weg, ein *Game Changer*. Das Wort kommt aus dem Englischen, *game* = Spiel und *change* = Veränderung, und bedeutet demnach so viel wie Spiel Veränderung. Eine Möglichkeit, nicht nur den Körper in Schwung zu bringen, sondern auch noch als Problemlöser aktiv zu werden. Ein Umbruch im Denken, der dafür sorgen kann, festgefahrene Gedanken und verkrustete Vorstellungen von einer gänzlich neuen Warte aus zu betrachten und im besten Fall sogar aufzulösen.

Der lange Atem: Aufgeben kommt nicht in Frage

Doch zurück zu den guten Vorsätzen. Zurück zum angebrochenen Samstag und den noch immer nicht gegangenen Schritten. Die zu Hause im Kreis gelaufenen einmal außer Acht gelassen. Der weitere Nachmittag entwickelte sich, wie nicht anders zu erwarten, denkbar durchwachsen. Absolut nicht nach Plan. Es wurde rasch dunkel und der Wochenendeinkauf drängelte sich jetzt auch noch mit letzter Kraft in Erinnerung. Sie können es sich wahrscheinlich vorstellen, dass dem Einkauf nichts mehr folgte, außer die kurz vor Geschäftsschluss eilig eingekauften Lebensmittel zu verstauen. Der Tag war unwiederbringlich vertan. Die Chance, das Ungemach gehend zu verarbeiten nicht genutzt. Die verbliebenen Stunden unrühmlich und absolut keiner Erwähnung wert. Wo war Nike eigentlich? Sie war doch gerade noch da. Hatte ich sie womöglich mit meinem zerstreuten Zeitmanagement vertrieben?

Die hohe Kunst des Nichtverzagens und Weitermachens ist es, sich in solchen Situationen nicht entmutigen zu lassen. Den Restart-Knopf zu drücken, allen Groll sich selbst gegenüber, Missmut und Zweifel hinter sich zu lassen und am nächsten Tag wieder von vorne zu beginnen. So, als hätte es keine Unterbrechung gegeben, als hätte das vorwurfsvolle Gefühl, den eigenen Körper im Stich gelassen zu haben, nie existiert. Keine Frustration und kein Wehklagen. Wer in der Lage ist, aus nicht gegangenen Schritten und dem damit einhergegangenen Drama ein

Über die Lust am Gehen

Dramolett zu machen, hat fast schon wieder einen Stock in der Hand.

Und so pflastern kleine wie große Hürden unseren Weg. Ständig ist damit zu rechnen, dass Vorsätze ins Wanken geraten. Manchmal hapert es auch einfach nur an zu großen, zu unrealistischen Zielen wie dem Plan, nach ein paar wenigen Walking-Runden einen schmerzfreien Rücken zu haben oder die Traumfigur in zwei Wochen zu erreichen. Wer hier den erforderlichen langen Atem pflegt, hat wahrscheinlich Stöcke und somit ein gutes Blatt in der Hand. Manch einer zieht Gehen in Gesellschaft vor, damit der Walk nicht so eintönig ist, kennt man doch schon jeden einzelnen Kieselstein auf der Strecke. Bis man sich jedoch durchtelefoniert und abgesprochen hat, vergeht geraume Zeit und manchmal sogar erst recht die Lust auf einen Spaziergang, da der Zeitplan völlig durcheinandergewirbelt worden ist. So soll es vorkommen, dass die Nachfrage nach attraktiver Walkingbegleitung in einem ausgiebigen Schwätzchen ausartet, da die Freundin leider keine Zeit hat. Dies jedoch in epischer Breite zu berichten weiß. Schlägt auch noch das Wetter Kapriolen und droht den geplanten Marsch in eine Tiefseeexpedition zu verwandeln, wird selbst der beherzteste Walker auf eine harte Probe gestellt. Wer jetzt einen wasserfesten Plan B in der Jackentasche hat, ist eindeutig im Vorteil. Aus eigener Erfahrung empfehle ich Schirm statt Stock. Alles ist möglich. Nikes Worte.

Der lange Atem: Aufgeben kommt nicht in Frage

Die Liste möglicher Hindernisse ist lang. Setzen Sie hier gerne Ihre eigenen Bremsklötze im Schafspelz ein und klopfen Sie Ihr Repertoire ruhig einmal auf Tauglichkeit hin ab. Die Ausreden funktionieren ausgezeichnet, aber zum Glück gelingt es immer wieder, sie zu überlisten. Je länger wir es schaffen, die Serie der gepflegten Walkingeinheiten nicht zu durchbrechen, desto leichter ist es, dranzubleiben. Sagt man sich *Happy Walking, Happy Day*, mag sich das fast ein bisschen kitschig anhören, ist aber wahr. Man sollte es sich nur oft genug sagen.

Wie immer kam es, wie es kommen musste. Der nächste Einbruch folgte auf dem Fuß. Diesmal noch früher als befürchtet. Eine kleine Änderung im Tagesablauf führte zu einem großen Einschnitt in meiner neu gewonnenen, jedoch hart erkämpften Routine, die zum Ritual hätte werden sollen. Der tägliche Walk fiel einem Termin zum Opfer, und mein konsequent eingehaltener Ablauf geriet prompt in Schieflage. Am darauffolgenden Tag hatte die Spaßbremse in meinem Kopf nicht viel zu tun, mich von einem bewegten Einstieg in einen Morgen ohne Sorgen abzubringen. Ich lieferte mich ihr willenlos aus und schlüpfte wieder aus meinen Walking-Schuhen. Der dritte Tag verlief um nichts besser, ich zog die Schuhe erst gar nicht mehr an. Die Lage wurde brenzlig, denn derart lasch, war ein Weiterkommen nicht in Sicht. Die Maschine geriet ins Schlingern. Ich stieg in den Ring und kämpfte erneut einen erbitterten Kampf gegen mich selbst. Gottlob war Nike wieder von ihrem kleinen Ausflug zurückgekehrt. Sie war wieder da.

Nicht, dass hier der Eindruck entsteht, mein Spiel mit den Schritten sei unter die Räder gekommen. Keineswegs, denn durch die tägliche Dokumentation meiner Schritte blieb ich handlungsfähig. Denn ein paar Schritte kamen trotz Unterbrechungen im Alltag immer zusammen, von denen ich jeden einzelnen hortete, als handele es sich um einen Goldnugget. Fühle mich in der glücklichen Lage, beizeiten alles nachholen. Rechnerisch zumindest. Oder, so die Notwendigkeit bestünde, auch auf Vorrat vorzugehen. Was froh stimmt. Das wohlig warme Gefühl, nach tausenden beschwingten Schritten an der frischen Luft wieder zu Hause anzukommen, ist jeden inneren Kampf wert. Mantra-artig bete ich mir diese Erkenntnis vor, um den nächsten Zweifel gleich im Keim zu ersticken.

Wenn auch immer wieder Einbrüche diverser Stärkegrade zu verzeichnen waren, stellten sich langsam erste Erfolge ein. Ich sah und spürte, wie Körper und Geist Gestalt annahmen. Stutzte und sah meine siegesverwöhnte Göttin an. Besprach mich mit Nike, die meinte, es wäre an der Zeit. Ich solle einfach versuchen, mein Tempo zu steigern.

Und sie hatte Recht. Wie immer. Was täte ich ohne Nike? Würde noch immer durch die Gegend schleichen, statt an der Fußtechnik zu feilen und einen Zahn zuzulegen.

Vom Sonntagsspaziergang zum High Speed Run

Wenn ich auch nicht unbedingt beim Empire State Building Run-Up in New York mitmachen möchte. Bei diesem Hochleistungsrun handelt es sich um das bekannteste Treppenlauf-Rennen der Welt, das seit 1978 Jahr für Jahr über die Bühne geht.

Ziel des Wettkampfes ist es, 1.576 Stufen über 86 Stockwerke und 320 Höhenmeter in Bestzeit zu absolvieren und auf der wohl berühmtesten Aussichtsplattform des Empire State Building einzulaufen. Wer den Film »Schlaflos in Seattle« mit Meg Ryan und Tom Hanks gesehen hat, mag jetzt direkt die Plattform vor Augen haben.

Der Wettbewerb selbst erinnert ein bisschen an das Rennen um die Qualifikation und somit den Startplatz für einen Ironman in Hawaii. Allein das Ticket zur Teilnahme ist schon eine Auszeichnung. Ähnlich verhält es sich beim Run auf das Empire State Building, und nur wer vom Veranstalter New York Road Runners eingeladen wird, hat Chancen, hier einen rasanten Aufstieg hinzulegen. Wie der Italiener Chico Scimone, der im Jahr 2005 als ältester Finisher im Alter von 94 Jahren in die Geschichte dieses High Speed Runs eingegangen ist und das Gebäude in 49 Minuten und 19 Sekunden erklommen hat. Der Rekord liegt bei 9 Minuten und 33 Sekunden.

Der nicht zu bremsende Sizilianer zeigte der Welt nicht zum ersten Mal, was auch im Alter noch alles möglich ist. Bereits 18

Über die Lust am Gehen

Mal absolvierte er diesen Treppenlauf. Ein Geschenk, dass er sich seit seinem 72stem Lebensjahr selbst jedes Jahr aufs Neue gemacht und in vollen Zügen genossen hatte. Mit einem täglichen 5-km-Lauf hielt sich der Musiker fit, und er liebte es, sein Training mit einem Bad im Meer abzurunden. Nicht jedermanns Möglichkeit, jedoch die fünf Kilometer sind nicht von der Hand zu weisen. Mit 76 Jahren wollte er wahrscheinlich auch noch diese, seine Grenzen sprengen, trat an beim New-York-Marathon und kehrte als Finisher wieder nach Hause zurück. Um sich bis zum Ende seines Lebens in der Kunst des Treppenlaufens zu perfektionieren.

Lässt man sich dieses Spiel um die Treppen genüsslich auf der Zunge zergehen, schenkt es Hoffnung, macht Mut und mir sofort Lust aufs Gehen. Da ist noch Luft nach oben. Nähme ich zur Abwechslung an einem solchen Turmwettrennen teil, wäre nicht nur Nike entzückt, sondern auch meine Fitnessuhr, ist sie doch auch in der Lage, Stockwerke zu zählen. Für mich ein Jolly Joker, den ich noch im Talon habe. Sollte ich mich eines Tages auf Treppen spezialisieren. Doch muss es, wie bereits erwähnt, nicht immer Hochleistungssport sein. Nicht alle von uns können oder wollen durch die Straßen rennen oder auf Wolkenkratzer hinaufflitzen. Der Trainingseffekt ist ein anderer, in einer anderen Liga angesiedelt. Und mein Weg zu ebener Erde ist mindestens ebenso aufregend, wie es sich anfühlen muss, an den Wolken zu kratzen.

Von der Leichtigkeit des Gehens

Ein Treppenlauf ist kein Kinderspiel. Ganz im Gegensatz zum Gehen. Geradezu ein Pappenstiel von einer Bewegung, ein vergnüglicher, lockerer und leichter Spaziergang, der dennoch eine Kraftquelle in sich birgt.

Wie so oft liegt das Geheimnis des Erfolges in den einfachen Dingen. Wer das erkennt, kann seine täglichen Schritte in ein Ganzkörpertraining verwandeln. Gut bestockt, ist eine Runde Nordic Walking durchaus vergleichbar mit einem Ausdauertraining auf einem Crosstrainer. Beine, Arme, Schulterpartie und ein stabiler Rücken sind diagonal in Bewegung und bringen uns Outdoor sogar auch noch von der Stelle. Wir marschieren wie nebenbei für einen gesunden Körper und bekommen einen harmonischen Geist gleich frei Haus mitgeliefert. So wertvoll kann Bewegung sein, so unkompliziert und so lustvoll einfach.

Ein zusätzlich nicht zu vernachlässigender, für viele nicht unbeachtlicher Nebeneffekt liegt in der Spontanität rund um das Gehen. Keine Vorbereitung, keine Anfahrt in ein Gehstudio und keine Garderobeprobleme rund ums Training. Natürlich kann man sich auch zum Gehen ansprechend kleiden, was nie von Nachteil ist. Besonders dann, wenn man sich in entsprechender Garnitur sofort einen Hauch dynamischer fühlt. Ein paar neue Handschuhe, bunt blinkende Leuchtstreifen für den Anorak und ein hübscher Schal können keine Sünde sein. Eine aparte Mütze wäre dann gewissermaßen der letzte Schliff, die alte tut's wahrscheinlich auch.

Maschinen braucht es zum Gehen auch keine. Abgesehen von den Nordic Walkern, für die jeder Weg ohne ihre heißgeliebten Stöcke kein wirklich guter Weg ist. Diese Spezies hat Gerätebedarf. Jedoch nur kleinen, denn die zwei schlanken Stöcke nehmen nicht einmal den Platz eines durchschnittlich großen Regenschirms ein. Weniger geht kaum, um sich beherzt auf die Socken zu machen. Selbstredend kann, wer sich zusätzlich ausrüsten will, die formidable Gelegenheit beim Schopf packen und dazu nutzen, sich einen Satz zusammenklappbare Stöcke für die Reise zuzulegen. Denn auch in der Ferne lässt sich vortrefflich walken.

Am Ende jedoch bleibt es sich gleich, ob ich mit Stöcken, Wasserflaschen als Gewichten in den Händen oder einfach bloßhändig durch den Wald marschiere. Die Schritte machen das Kraut fett, die Armbewegung wirkt unterstützend, stabilisierend und auch kräftigend. Aber unsere Füße schaffen das auch ohne Assistenz von oben.

Heute habe ich vorrangig das unverschämt gute Körpergefühl im Visier, das sich beim Gehen einstellt. Eine Leichtigkeit, mit der gerechnet werden darf, und eine der vielen Wohltaten, die uns fortan durch den Alltag begleiten werden. Das Leben in jeder Weise leichter macht. Wenn dann die alte Jeans vom Dachboden auch wieder passt, ist das kein Malheur. Denn außerhalb eines Korsetts bleibt immer mehr Spielraum. In alle Richtungen.

Walking in the Rain

Freie Beweglichkeit in alle Richtungen ist ein Geschenk. Dennoch ist mit schlechten Tagen zu rechnen. Doch jeder Schritt zählt und wer den Regenbogen will, muss auch den Regen in Kauf nehmen, so der Autor John Green in seinem Jugendroman »Das Leben ist ein mieser Verräter«. So weit, so unwirtlich, doch was aber, wenn eine Schlechtwetterperiode das Land streift und die Aussicht auf einen zünftigen Spaziergang nicht nur gedanklich, sondern schon allein beim Blick aus dem Fenster ins Wasser fällt? Einen wohl verdienten Pausentag einlegen?

Eine Herausforderung fürwahr für alle, die sich schon von vorneherein schwertun, den ersten Schritt ihres selbst auferlegten Programms zu gehen. Noch dazu, wenn der Geist ausnahmsweise einmal kooperativ wäre, allein der Fuß das feuchte Nass scheut, sich schwach und willenlos gibt. Eine ungünstige Voraussetzung, sein Ziel nicht nur bei Schönwetter zu erreichen.

Wer hingegen mögliche Alternativen wie langwierige Hausarbeit im Trippelschritt, Einkaufen und damit einhergehende Beladung wie ein Packesel oder gar Lauftraining im Trockenen wie Indoor-Walking um den Wohnzimmertisch andenkt, was ja nicht schlecht ist, jedoch allen Frischluftfanatikern weniger entspricht, der wird am Ende wahrscheinlich der Regenvariante eine reale Chance geben. Wenn nicht den Vorzug. Sind wir, jedenfalls die meisten von uns, doch nicht aus Zucker.

Wie praktisch, dass wir selbst in einer unwirtlichen Situation ein paar Schritte gehen können. Mit Gummistiefeln, Regenmantel und Schirm lässt sich flott eine Runde drehen. Nicht nur im Garten, um nach dem Rechten zu sehen. Ob alle Pflanzen noch da und, wenn vollzählig, wohlauf sind. Ob der Regen Schaden angerichtet hat oder die Kübelpflanzen bereits bis über die Wurzeln im Wasser schwimmen. Zu überprüfen gibt es immer was, und es macht auch Sinn, an Tagen wie diesen.

Das Schritttempo bei Starkregen wird sinnvollerweise entsprechend langsamer anzusetzen sein. Dem Widerwillen, sich einen derart ungemütlichen Ausflug im Nassen anzutun, und dem sehnlichen Wunsch nach Rückzug in die trockene Stube kann so listig und nützlich entgegengewirkt werden. Die Belohnung folgt auf den Fuß, stellt sich auch im strömenden Regen, und gerade dort, rasch ein aktivierendes Gefühl der Frische ein und macht meistens Lust auf mehr. Zumindest in der Theorie, bezogen auf den folgenden Tag, möglichst im Trockenen.

Jedoch ist es in unseren Breitengraden gar nicht so einfach, das ganze Jahr über täglich seine Runden im Trockenen zu drehen. Ein Jammer, doch es hilft kein Lamentieren und Wehklagen. Was hilft, ist einzig und allein, einen Fuß vor den anderen zu setzen. Bei Sonne und bei Regen, mit Regenhut statt Sonnenhütchen, mit Stöcken oder Regenschirm. Nur eine Frage der Substitution, die hochgerechnet sechs Fakultät oder 6! ergibt, was schlichtweg bedeutet, dass es 720 Möglichkeiten gibt, sich auf den Weg zu machen. Eine Tatsache, die, so betrachtet, augenblicklich milder stimmt. Trost spendet an trostlosen Regentagen, wenn man schon beim Verlassen der Wohnung das Gefühl hat, es regne sogleich in das Schuhwerk hinein, flute den Fuß, überschwemme alle zehn Zehen und quatsche bei jedem Schritt zwischen Einlage und Sohle auf der anderen Seite wieder hinaus. Doch selbst hier ist lustvolles Gehen durchaus möglich. Eine Frage des wasserfesten Schuhwerks. Eine natürlichere Erfrischung kaum möglich. Unterwegs auf der Strecke lässt sich zur erbaulichen Zerstreuung immerhin von einem heißen Tee, einem duftenden Schaumbad oder, noch besser, dem Aufwärmen vor einem züngelnden Kaminfeuer träumen. Der Tee wird in jedem Fall zur Hand sein, das Bad lässt sich durch eine wärmende Dusche locker ersetzen und ein dem Gemüt schmeichelndes Feuer kann man sich, so kaminlos, einfach aus dem Internet auf den Computer herunterladen. Interessanterweise strahlt auch diese virtuelle Notlösung ein klein wenig Wärme ab. Placebo oder nicht, es wird wärmer ums Herz. Und bewegt!

Tiefseetauchen

Tiefer geht immer. Bis zum Meeresboden. Was dort unten passiert, wenn nichts mehr passiert, wenn keine Bewegung mehr gemacht wird, beschreibt Shane O'Mara, Professor für Experimentelle Neurowissenschaft in Dublin, am Beispiel einer Meeresbewohnerin.

Die Seescheide ist ein Meereswesen, das in ihrem frühen Entwicklungsstadium auf der Suche nach Nahrung in den Felsbecken der Meere auf und ab gleitet. Für diese Bewegung ist sie von Natur aus mit nur drei Dingen ausgestattet, Auge, Gehirn und Rückenmark. Alles in einfacher Ausführung. Entscheidet sie sich für einen Felsen, verändert sich auch das Verhalten der Seescheide. Sie klammert sich dort dauerhaft fest und lässt nie wieder von diesem ab. Tatsächlich verbringt sie den Rest ihres Lebens in fester Umklammerung an den Felsen. Bewegt, weniger. Dieser Moment signalisiert das Ende jeglicher Bewegung in ihrem Leben, und hat sie, derart anhaftend und regungslos, weiterhin keine Verwendung mehr für ihr Sinnesorgan, die Steuerzentrale ihres Körpers und die Informationszentrale zwischen beiden.

Das Ende ihrer Bewegung könnte einem Thriller entsprungen sein und gibt allein schon bei der Vorstellung, wie die Seescheide ihr aktives Leben einstellt, Anlass zum Gruseln. Am Ende der Suche angekommen, beginnt sie sich nämlich selbst aufzufressen. Stück um Stück verschlingt sie ihr Gehirn, das

Auge wie das Rückenmark, da sie für diese für den Rest ihres Lebens keine Verwendung mehr hat.

Drum prüfe, wer sich nicht bewegen will, ob die dazu ins Spiel gebrachten Ausreden es überhaupt wert sind, auf ein paar locker gegangene Schritte der Gesundheit halber zu verzichten. Der Gemütlichkeit wegen. Mittlerweile sammle ich in eigener Sache alle Ausflüchte, die mir unterkommen, um ja nicht in Versuchung zu geraten, auch nur einem Vorwand auf den Leim zu gehen. Bisher hat sich fast noch ein jeder entkräften lassen. Sollte ich dennoch wieder einmal in die Falle tappen und mich auf dem Sofa verstecken, steht mir Nike bei, wie sie eifrig betont. Denn wer schon einmal so weit gekommen ist, braucht oft nur einen kleinen Schubs in Richtung Walking-Boots, und schon geht's weiter. Nike ist meine Geh-Routine, mein Ritual, mein Coach, meine Siegesgöttin, die jeden inneren Kampf ausficht, als ginge es um Leben und Tod. Das nur am Rande.

Wie schnell es aber gehen kann, dass man seine Muskeln und Knochen nicht mehr braucht, hat das Beispiel der kleinen Meeresbewohnerin eindringlich gezeigt. Und obwohl wir wissen, dass eine am Möbel klammernde Lebensweise kaum förderlich für unsere Gesundheit ist, verharren wir reglos darauf, bleiben wir sitzen. Kleben fest. Wie die Kletten. Selbst, wenn man zwischendurch aufspringt, um sich kurz die Beine zu vertreten, zum Kaffeeautomaten und zurück sprintet. So man nicht dem Luxus frönt, sich Espresso und Cappuccino servieren zu lassen.

Was sich in der Causa 10.000 Schritte pro Tag als durchaus nachteilig erweisen würde. Gleich doppelt. Bewegte man sich stattdessen für jede Tasse Kaffee und ginge ein paar weitere Schritte, um sich auch noch ein Glas Wasser zu zapfen, sähe die Sache anders aus. Es muss ja nicht immer der Jakobsweg sein.

Wenn die Unlust, 10k zu gehen, höher ist als der K2

Alle tun es. Alle kennen es. Ob sich Goethe und Schiller auch die Frage nach Lust oder Unlust zu gehen gestellt haben, obliegt schierer Mutmaßungen. Dass auch sie sich die Dinge einfach schönreden mussten, ist anzunehmen. Aufgeschoben haben sie alle, gab es immer ein Morgen.

Prokrastination oder Aufschieberitis im Volksmund ist nichts anderes als ein unerwünschtes Verhalten, nämlich eine Aufgabe, vor sich her zu schieben, statt sie beherzt in Angriff zu nehmen. Wie einfach 10k, was für 10.000 Schritte steht, zu gehen.

Warum aber kommt es dazu, was steckt hinter einem solchen Vermeidungsverhalten? Im Falle des ersten Schrittes, den wir mit allen uns zu Verfügung stehenden Mitteln versuchen, nicht zu gehen, könnte es sich einfach um schwaches Zeitmanagement handeln. Sind dann auch noch die selbst gesteckten Ziele unrealistisch hoch, geht die Luft schon aus, noch bevor sie eingeatmet werden konnte. Gerne wird in so einem Fall auch ein

Wenn die Unlust, 10k zu gehen, höher ist als der K2

kompletter Neustart angedacht. Schon fühlt es sich deutlich besser an, lässt sich so eine Bewegungseinheit relativ einfach verschieben. Auf den nächsten Tag. Aber dann geht's los. Wer über einen längeren Zeitraum derart professionell prokrastiniert, läuft Gefahr, gar nicht mehr in die Gänge zu kommen. Denn der stetige Neustart hat seine Tücken.

Gleichzeitig sollte man sich immer der Gefahren von steigendem Leistungs- und Leidensdruck bewusst sein. Besser ist es, sich selbst gleich von vorneherein ein wenig zu fordern und mit einer internen Deadline dem Problem zu Leibe zu rücken. Notfalls hilft sogar ein täglicher Eintrag im Kalender. Denn wenn es kein Marathon sein muss, dann sollte es doch kein Problem sein, zwischendurch vom Schreibtisch aufzustehen und sich die Beine zu vertreten. Eine Runde zu walken. Was so leichtfüßig daher kommt, ist es in der Tat. Ein Problem. Bin auch ich Meisterin des internen Disputs und kenne die Spielregeln nur allzu gut. So gesehen wirkt es fast tröstlich, mir vorzustellen, dass auch die Herren Goethe und Schiller nicht allzeit bereit waren zu flanieren. Was sich derweil in ihren Köpfen abgespielt haben mag, ob großes Theater oder kleines Kammerspiel, wäre hilfreich zu wissen. So mache ich mir meinen eigenen Reim.

Ich hingegen prokrastiniere munter im Großen wie im Kleinen. Peinlich wird es nur immer dann, wenn ich mich zu sehr von äußeren Faktoren abhängig mache. Bin ich durch Prognosen auf Schlechtwetter gepolt und plane insgeheim, einen Tag Pause einzulegen, gerate ich ernsthaft in Turbulenzen, wenn sich die Vorhersage als falsch erwiesen hat und ein prächtiger Tag vor der Tür steht. Was es schier unmöglich macht, weiterhin an der Pausenidee festzuhalten. Sofort fühlt man sich schlecht, üble Laune kommt auf, gegen die jetzt erst recht angegangen werden müsste. Sonnenschein ist leider das Letzte, was eine Unterbrechung des täglichen Gehprogramms duldet. Wenn schon Wetter, dann Tiefschnee und Eisregen. Sonne weniger.

Doch auch rund um den Schreibtisch wird prokrastiniert. Wie oft staut sich Liegengebliebenes und schreit danach, endlich aufgearbeitet zu werden. Was ich auch liebend gerne erledigen würde. Wenn ich nicht gehen müsste. Walken sollte. Der Lurch, was im Österreichischen so viel wie Hausstaub bedeutet, lugt listig aus der Ecke hervor und zwinkert mir auffordernd zu. Die Wäsche signalisiert Bereitschaft, gereinigt und geplättet zu werden. Wenn sich dann auch noch die Fenster beklagen, belegt zu sein und sich undurchsichtig geben, dann ist zumindest eines glasklar: An solchen Tagen kann selbst der diszipliniertesten Walkerin die Lust auf die Jagd nach den Schritten vergehen. Aber morgen ist ja auch noch ein Tag.

Doch genug lamentiert. Nike wird ungeduldig, schaltet sich mahnend ein und ist nicht zufrieden mit der abgelieferten Schrittanzahl, die ich meinem Schritttagebuch gutschreibe. Es gibt Tage, da fehlen ein paar tausend Schritte zum täglichen Finale. Ein Zielwert, den ich auf meiner Schrittzähleruhr entweder fix einstellen oder variabel berechnen lassen kann.

Probehalber habe ich eine Korrektur an den Einstellungen meiner Schrittzähleruhr vorgenommen. Von den fixen 10.000 Schritten hin zu einem flexiblen Wert, der sich meiner vorangegangenen Leistung anpasst. Mein cleverer Personal Trainer, alias Schrittzähler, bietet mir nämlich die Möglichkeit, entweder ein selbst definiertes Tagesziel einzugeben wie eben die 10.000 Schritte oder ein solches Ziel variabel und direkt von der Uhr berechnen zu lassen. Was bedeutet, dass mein Tracker auf Grund meiner eingegebenen Schritte pro Tag einen neuen, ständig aktualisierten Durchschnittswert, den es zu erreichen gilt, berechnet. Somit bin auch ich variabel, wie ich mein Ziel erreichen will.

Ein alternativer Ansatz, da das Spiel um die Schritte dadurch noch etwas pikanter wird. Immer dann, wenn ich mich schon in der Zielgeraden wähne, kurz vor dem Erreichen der 10.000 Schritte jedoch noch einen Sicherheitsblick auf meinen Tracker werfe, um festzustellen, dass sich das Ziel nach oben hin verschoben hat. Statt mich mit den 10.000 Schritten zu begnügen, werde ich aufgefordert, weitere hundert oder tausend Schritte nachzulegen. Dem aktualisierten Durchschnittswert geschuldet. Was mich entsprechend fordert. Andererseits kann ich gewiss sein, am Vortag gute Arbeit geleistet zu haben und viele Schritte gegangen zu sein. Leider ist ebenso mit einem Ausgang in die andere Richtung zu rechnen. Am Ende siegt der Wille am Schritt und alles ist wieder gut. Wie gesagt, man muss es sich nur oft genug sagen. Sagt auch Nike.

Und wieder einmal gelang es mir, mich zur Tür hinaus zu schieben, statt die Runde des Tages bis auf Weiteres aufzuschieben. Nicht ohne mir vorzugaukeln, ich hätte großen Spaß an meinem Treiben. Doch der Zweck heiligt die Mittel.

Ich walkte zum Einkaufszentrum, hatte ich mir doch Tage zuvor schon ein Nordic-Walking-Magazin in einem Zeitschriftenladen bestellt. Schon der Versuch, ein solches Heft käuflich zu erwerben war mir einen Fußmarsch wert, der mir auch noch zusätzliche Schritte auf mein Konto spülen sollte. Allein, die Nachfrage nach Druckwerken über diese nordische Disziplin dürfte sich in Grenzen halten, war ein solches nicht am freien Markt erhältlich. Hatte wahrscheinlich nicht nur ich ein Problem mit dem Nordic Walking. Doch das gehört ja jetzt zum Glück der Vergangenheit an.

Unter dem Strich hatte mir meine Jagdlust immerhin genügend Antriebskraft verliehen, um mich aus meiner bequemen Arbeitssituation herauszuschälen und mich in Bewegung zu setzten. Am Ende zählen immer die Schritte. Wenn es auch oft nicht so viele sind, wie ich mir wünschen würde. Aber auch den Jakobsweg geht man nicht in einem Rutsch. Diesen Gedanken als Mantra im Ohr, versuchte ich erneut mein Glück und kam, wenn auch eher geschlichen denn gewalkt, dafür mit viel Sonne am Haupt und im Gebein zurück. Nur leider ohne Heft. Dabei wäre ich an diesem Tag meilenweit gegangen, um in den Genuss dieses Magazins zu kommen, denn die richtige Motivation wirkt auch in homöopathischen Dosen. Die Lieferung indes ist bis heute nicht angekommen. Im Gegensatz zu mir, die ich in Kürze in Barcelona ankommen werde. Ein paar wenige Kilometer fehlen mir noch, bis ich in der katalanischen Hauptstadt einwalken werde. Mehr dazu erwartet Sie auf den nächsten Seiten.

Mich wird Nike dort erwarten, am Ende meiner langen Reise, und ich male mir jetzt schon aus, wie sie mich im Zieleinlauf mit einem Lorbeerkranz überraschen wird. In Kürze werde ich mein Ziel erreicht haben. Bald schon in dunkelgrün getaucht, in Lorbeer.

Game of Walk – das Spiel mit den Schritten

Während ich unverdrossen meine Kilometer abgehe, spiele ich weiterhin mein tägliches Spiel. Gehen oder auf dem Sofa klebenbleiben, das ist hier die Frage. Ein schlauer Fuchs derjenige, der seiner Fantasie freien Lauf lässt und sich das aufkommende Glücksgefühl, das ihm nach dem Walk ins Haus steht, noch vor dem Start vorstellt. Der Spaß daran hat, sein allzeit hungriges Schrittkonto mit frischen Schritten zu füttern. Wie einen hungrigen Löwen.

Über die Lust am Gehen

Bleibt die Motivation noch immer aus, muss man zu härteren Maßnahmen greifen. Denn wenn eine Aufgabe zu fordernd ist und alles andere als leicht von Hand oder Fuß geht, kann man dennoch den Widerstand dagegen knacken.

Gamification heißt das Zauberwort, das wirkungsvoll Abhilfe schaffen kann. Wie bereits erwähnt, kommt das Wort aus dem Englischen und bedeutet nichts anderes, als aus einer Herausforderung, einem Problem ein Spiel zu machen und derart aufzuwerten, dass die Aufgabe plötzlich in einem anderen Licht erscheint. Die innere Blockade kann mithilfe einer Gamifizierung zum Einsturz gebracht werden, sodass Lust und Energie wieder Luft bekommen und sich frei bewegen können. Elan und Motivation gesellen sich wie von selbst dazu und können sich entfalten wie eine zarte Orchideenblüte. Die Unlust zieht den Kürzeren und ist die klare Verliererin in diesem Spiel. Sie darf sich zurückziehen. Nike blickt ihr triumphierend nach. Übrig bleiben gute Emotionen, Begeisterung für die neue Herangehensweise, Faszination am Spiel und Ziele, die plötzlich überschaubar sind und nicht mehr unlösbar erscheinen.

Die Aufgabe wird mit Gefühl veredelt und in viele kleine Häppchen zerlegt. Die Herausforderung wird somit gamifiziert, zum Spiel gemacht und verliert den Charakter eines unüberwindbaren Bergmassivs, das erklommen werden soll. Gewinnt

Game of Walk – das Spiel mit den Schritten

Aufmerksamkeit, Interesse und Spaß. Lässt Jagdfieber aufkommen und stachelt den Wunsch zum Sieg an. Die Aufgabe wird spielerisch gelöst. Schritt um Schritt.

Auch die Methode der Gamifizierung hat, gleich dem 10.000-Schrittzähler, ihren Ursprung in der Werbung. Denkt man nur an all die Produkte, die mit Sammelbildern oder kleinen Figuren versehen sind und dazu auffordern, diese zu sammeln, zu tauschen und damit zu spielen. Auch beim Lernen lassen sich Inhalte deutlich einprägsamer vermitteln und memorieren, wenn sie ein spielerisches Element beinhalten. Der Zugang zu neuen Inhalten, neuem Wissen, neuen Methoden muss nicht mehr mühsam erarbeitet werden, sondern erfolgt spielerisch. Lieben wir es doch alle zu spielen. Der Trick verfehlt seine Wirkung nicht und so kann es vorkommen, dass das Produkt selbst zur Nebensache wird und lediglich wegen des beigelegten Werbegeschenks gekauft wird.

Gamifizierung findet Anwendung in Unternehmen, beim Lernen, im Fitnessbereich und ganz besonders auch im Fall der magischen 10.000 Schritte. Sind Nike und ich uns einig.

Das Ziel ist klar definiert. Der Spieler wird zum Jäger. Allein oder gemeinsam in Wettbewerben mit anderen. Der aktuelle Fortschritt wird gemessen, fortgeschrieben oder hochgerechnet. Wird ein Zwischenziel erreicht, treibt eine kleine Belohnung zur weiteren Aktivität an. Mit Hilfe von virtuellen Punkten und Ranglisten und Leveln lässt sich eine enorme Anziehungskraft erzielen, sodass das Spiel immer weiter geht. Immer mit Emotionen aufgeladen. Allein der Gedanke, zu verlieren oder sein Ziel nicht zu erreichen, führt geradewegs in eine negative Emotion hinein. Erreichte Ziele hingegen führen nicht nur zu Glücksgefühlen, sondern auch ins nächsthöhere Level. Die Mission will erfüllt werden. Unterwegs erwarten die Spieler Auszeichnungen in Form von Abzeichen, Golddukaten oder eben Kilometern. Und das Beste ist, dass man dranbleibt. Weil es wichtig ist, weil es Spaß macht und ein gutes Gefühl ist, erfolgreich zu sein und über sich hinauszuwachsen. Weil man das Spiel gewinnen will. Siegen. Nike strahlt und dreht sich kokett um die eigene Achse. Die Flügel flattern hinterher.

Alltagstauglich: Ein Jeder seiner Schritte Schmied

Spieler werden das Spiel um die 10.000 Schritte lieben. Und doch wird jeder nach anderen Spielregeln auf die Jagd gehen. Nach seinen eigenen.

Organisierte Walker gehen beim Sammeln ihrer Schritte oft systematisch vor. Ob fixe Zeitfenster dabei hilfreich sind, ist Geschmackssache. Den Anreiz zur Bewegung muss jeder für sich selbst schaffen. Was dem einen die Lust am Spiel, am Sammeln der Schritte ist, mögen andere wiederum in der Aussicht

Alltagstauglich: Ein Jeder seiner Schritte Schmied

auf die positiven Nebeneffekte wie mehr Ausdauer und Beweglichkeit oder Gewichtsreduktion sehen. Gerade zügiges Gehen führt neben einem besseren Lebensgefühl fast immer auch zu einem Wohlfühlgewicht.

Happy Walking, happy Body!

Doch ganz egal, welches Ziel man vor Augen hat, ein klar definiertes ist immer von Vorteil. Verspielt, wie ich bin, halte ich mit Vergnügen fest an dem lustigen Werbegag der 10.000 Schritte. Liebäugle insgeheim schon seit einiger Zeit damit, diese täglich locker zu überbieten und derart gut bei Fuß, quasi spielend die nächste Liga zu erreichen. Täglich 11.000 Schritte. Fürs Erste. Dass mir Körper und Alltag regelmäßig einen Strich durch die Rechnung machen, ist eine andere Geschichte. An manchen Tagen grob in meinem Übermut ausgebremst, habe ich es mir deshalb zur Angewohnheit gemacht, in ungünstigen Situationen, und davon gibt es reichlich, besser ein paar wenige Schritte zu tun, als verstimmt in einer unlösbaren Zwickmühle zu verharren. Denn die hohe Kunst des Tuns folgt auf dem Fuß. Ein Schritt ist noch immer mehr als kein Schritt, und das Schrittkonto wird dennoch fetter und fetter. Nike flattert mit ihren Flügeln, was ihr Wohlwollen ausdrückt, und meint dennoch wenig charmant, ich hätte es wohl langsam kapiert, wie der Hase läuft.

Geht man nun davon aus, dass man für 1.000 Schritte ungefähr acht Minuten bei durchschnittlicher Schrittlänge von 0,7

Meter unterwegs ist, was auf den Tag umgelegt ein verschwindend kleiner Zeitaufwand ist, kommt Zuversicht auf. Ein kleines Zeitfenster, während dessen sich allerlei erledigen lässt. Da ist noch nicht einmal die Rede von einem Morgen-Walk, Nachmittagsspaziergang wie Abendrundgang. Oder gar eines nächtlichen Mondspaziergangs. Und plötzlich wird der angelegentliche Blick auf den Schrittzähler von Mal zu Mal vergnüglicher. Ein kleiner Motivationsschub, der im Alltag locker Platz findet und unterzubringen ist und diesen um einige Quäntchen Bewegung anzureichern in der Lage ist.

In der Tat ist ein Jeder seiner Schritte Schmied.

Was zu Beginn eines Walking-Projektes noch mit viel Feuer und Flamme beginnen mag, kann sich merklich, wie alles im Leben, von Tag zu Tag ändern. Abkühlen. Je nach Charakter und Einstellung kann es über kurz oder lang zu Abnutzungserscheinungen der anfänglichen Euphorie kommen. Ja, es ist sogar damit zu rechnen. Die wilde, ungezügelte Schrittwut der ungetrübten ersten Tage, an denen jeder Schritt ein kleines Fest auf dem Weg zum großen Ziel darstellte, mag einer ersten Frage nach der Sinnhaftigkeit des begonnenen Unterfangens weichen.

Wer zwischendurch resigniert und aufgibt, braucht nicht zu verzagen und hat dennoch gute Karten im Poker um die 10.000 Schritte. Kann man doch jederzeit wieder aufs Karussell aufspringen und weitergehen. Die nicht gegangenen Schritte nachholen, nachtragen, ausgleichen, und schon beginnt die Fahrt von vorne. Jeden Tag ein paar Schritte mehr, und die Balance ist wieder hergestellt.

Grenzen sprengen

Alles ist wieder möglich, selbst ein Spaziergang um die Welt. Nike juchzt bei der Vorstellung, wie ihr Schützling, womit nur ich gemeint sein kann, Fahrt aufnimmt.

Unsere Gedanken und Ideen lieben es, Grenzen zu sprengen. Hassen es, sich einengen zu lassen. Theoretisch jedenfalls. So nimmt es auch nicht Wunder, dass sich der Alltourismus auf den Weg gemacht und fast schon ein wenig symbolträchtig, im zweiten Jahr der Pandemie, ebenfalls Fahrt aufgenommen hat. So wie eben auch ich, wie Nike überzeugt ist. Auch wenn er noch in den Kinderschuhen steckt. Der Tourismus ins All.

Eine spannende Frage in diesem Zusammenhang ist, wieviel Lebenszeit man auf der Erde für eine Weltumgehung veranschlagen müsste, machte man sich zu Fuß auf den Weg. Was braucht es für eine Umrundung des Globus per pedes?

Ein junger Amerikaner hat es vorgemacht und die Welt zu Fuß umrundet. Auf seiner Route legte er mehr als 38.000 Kilometer zurück. In drei Jahren walkte er sich durch 24 Länder und hat dafür nur unglaublich wenige 1.095 Tage gebraucht.

Verglichen mit den aktuellen Kilometern, die ich seit einem halben Jahr täglich zurücklege und die sich auf durchschnittlich

9,4 km/Tag belaufen, eine stattliche Leistung. Wenn man bedenkt, dass der Amerikaner dabei auch noch ein veritables Sightseeing-Programm absolviert hat. Wohingegen ich noch an der Routenvielfalt arbeite. Nike taucht auf und klopft mir freundschaftlich auf die Schulter, meint, ich solle nicht traurig sein, lägen zwischen uns, dem Amerikaner und mir immerhin noch 914 Tage, die ich noch zur freien Verfügung hätte, um nachzuziehen. Nike ist manchmal ein bisschen witzig.

Marathon im Garten

Nicht immer braucht es die ganze Welt, um haufenweise Schritte zu sammeln. Manchmal reicht auch der Garten. Mein Garten ist viel zu klein, um darin Schritte zu sammeln. Werden Sie jetzt womöglich einwenden. Wer nun voreilig zu bedenken gibt, dafür bräuchte es einen Garten von mehr als nur ein paar Quadratmetern, der darf sich auf der Zunge zergehen lassen, dass während der Hochblüte der Pandemie ein kleiner Garten überschaubarer Größe tatsächlich zum Austragungsort eines Marathons geworden war. Denn Not macht erfinderisch.

Zu Beginn der Pandemie gab es für viele Athleten eine böse Überraschung. Sie hatten sich auf einen Frühlingsmarathon in den europäischen Metropolen vorbereitet und entsprechend trainiert, doch dann wurden alle abgesagt. Wegen Corona. Am

Marathon im Garten

Ende jedoch siegte die Kreativität, und heraus kamen Wettbewerbe der unbekannten Art. Meine Gärtnerinnenseele juchzte auf.

So auch der Versuch, einen Marathon im eigenen grünen Wohnzimmer zu absolvieren. Von einem Fußballtrainer, im Übrigen nicht der Einzige, der sich seinen Garten zunutze machte und flink umdisponierte, um sein Vorhaben doch noch realisieren zu können. Der ausgebremste Läufer nahm den Marathon selbst in die Hand und verlegte diesen einfach vor seine Haustüre. In den eigenen Garten.

Dazu hat er in seinem Garten eine 42,2 m lange Strecke abgesteckt und ist diese 1.000 Mal entlang der ausgelegten Markierung hin und her gelaufen. Angefeuert von seiner Familie und Nachbarn war er 4 Stunden und 38 Minuten unterwegs, bis er glücklich im Ziel angekommen war. Und zeigt, dass im Garten weit mehr möglich ist, als man sich vielleicht vorstellen kann.

Dennoch absolut kein Grund, sich jetzt entspannt zurückzulehnen und auf sein eigenes, handtuchgroßes Gärtlein hinzuweisen, das als Schauplatz einer solchen Aktion nie in Frage käme. Leider zu früh gefreut, denn auch ein winziger Garten taugt als Austragungsort für einen solchen Bewerb, wie am Beispiel James Campbell deutlich wird. Der Besitzer eines nur etwas mehr als sechs Meter langen Grundstücks hat gezeigt, dass es auch auf kleinstem Raum geht. Er hat die Herausforderung angenommen, ist losgelaufen. Und auch er hat sein Ziel erreicht und einen Marathon in seinem 6m langen Garten hingelegt. 7.000 Längen und gute fünf Stunden quer über seinen überschaubaren Rasen waren dazu nötig. Der Garten-Marathon wurde live im Internet übertragen.

Wer jetzt Feuer gefangen hat und es den beiden Gartenathleten gleichtun will, ebenfalls im hauseigenen grünen Wohnzimmer zu wagen, darf sich freuen, denn die exakte Distanz eines Marathons beträgt lediglich 42,195 Kilometer statt der ausgesteckten 42,2 Kilometer.[9]

Lust an der Herausforderung und ein alter Gärtnertrick

Ein Marathon im Grünen wäre ganz nach Nikes Geschmack. Je größer die Herausforderung, desto interessanter der Sieg. Ich selbst arbeite noch daran, mir einen solchen Walk auf kleinem Raum schmackhaft zu machen und entscheide mich vorab in Gedanken, sollte es zum Äußersten kommen, die Stöcke einfach wegzulassen. Führe dazu ein gutes Selbstgespräch mit mir, erörtere pro und contra, während ich unterwegs

---

[9] https://www.youtube.com/watch?v=87Booix-xF0&t=1803s

Lust an der Herausforderung und ein alter Gärtnertrick

auf einer meiner abwechslungsreichen Nordic-Walking-Strecken walke. Routen, die im Lauf der vergangenen Monate zu einer kunterbunten Sammlung angewachsen sind und für jede Stimmung die perfekte Strecke parat hält. Flach in der Ebene, steil im Anstieg, erfrischend im Wald oder meditativ vorbei an letzten Ruhestätten. Der Mix macht Laune.

Ein stetes Feilen an den eigenen Fertigkeiten, die Lust am Neuen, die Verpflichtung sich selbst gegenüber und die Akzeptanz und Fähigkeit, mit Veränderungen umzugehen, machen es uns leichter, der Kunst des lustvollen Gewinnens zu frönen. Indes, der Alltag ist ein rechter Schelm und hat es faustdick hinter den Ohren. Doch am Einfachen lernt man sowieso nicht, kommt man nicht weiter. Also darf es ruhig immer wieder eine neue Herausforderung sein. Warum nicht, wenn man dabei jedes Mal einen Schritt vorankommt. Auch wenn uns zwischendurch einmal die Luft ausgeht, wir ab und an ins Straucheln geraten, durch den Tag trudeln, ohne nennenswert Schritte gemacht zu haben, und uns die Sinnfrage stellen, wie lange das so noch weitergehen soll. Man beachte das häufige Vorkommen des Wortes »gehen« in allen grammatikalischen Formen. Subjekt, Verb, Adjektiv, kein Satz ist vor ihm sicher. Ob das ein Zeichen von Nike ist, gar direkt vom Olymp?

Was uns nicht unbedingt auf den Olymp bringt, eher noch mit etwas Fantasie ins Guinness-Buch der Rekorde, so man fix genug ist, sind die Schritte, die im Alltag zwingend gegangen werden müssen. Doch gerade auch sie können ein gewisses Potential in sich bergen, extra Schritte zu gehen. Die am Ende des Tages in unsere Auflistung der erledigten Schritte mit einfließen. Wäre doch ein Jammer, diese unumstößliche Tatsache außer Acht zu lassen und zu vernachlässigen.

Dazu hilft ein in der Gartenpraxis altbewährter Trick. Noch dazu ein achtsamer. Immer dann, wenn sonst nichts geht, kann man sich dieses Kunstgriffs bedienen, um wenigstens im täglichen Einerlei ein paar zusätzliche Schritte anzuhäufen. Demzufolge man für jeden Handgriff hundertmal geht. Will heißen, es darf hemmungslos gebummelt werden, anstatt keinen Weg mit leeren Händen zurückzulegen. Hier ist wieder einmal der Weg das Ziel.

Um Ihnen die Herausforderung der täglichen 10.000 Schritte zu filetieren und Ihnen in kleinen appetitlichen Häppchen zu servieren, hier ein Überblick, wie viele Schritte wir durchschnittlich pro Tag auf unserem Weg durch den Alltag unterwegs sind. Dazu habe ich einige Szenarien genauer unter die Lupe genommen und die dabei erwirtschafteten Schritte gemessen. Was in der Tat ein kleiner Luxus unserer Tage ist. Gegangene Schritte zu zählen.

Im Zuge dieser Beobachtungen taten sich bei den folgenden Disziplinen, wenn man sie als solche bezeichnete, einige Überraschungen auf. Getestet wurden fünf Aktivitäten des täglichen

Lust an der Herausforderung und ein alter Gärtnertrick

Lebens sowie drei Sporteinheiten, die als Schrittalternative dienen können und sich einfach in Schritte umrechnen lassen.

Die folgende Auswahl wie Reihenfolge sind rein zufällig gewählt und halten keinerlei Bewertung nach Bedeutung stand.
- Hausarbeit
- Kochen
- Shopping
- Homeoffice
- Bügeln

Der Punkt Gartenarbeit wurde an anderer Stelle bereits behandelt

Haushalt: 60 Minuten

Nehmen wir gleich zu Beginn ein zum Schritte sammeln aussichtsreiches, wenn auch polarisierendes Thema unter die Lupe und durchleuchten es auf Tauglichkeit für das Projekt der 10.000 Schritte. Wie uns die viele Hausarbeit bewegt. Da sie ein ständig sprudelnder Quell an Schrittmöglichkeiten ist, denn sie geht, wie wir alle wissen, nie aus. Allerdings sollte man viel Gelassenheit an den Tag legen und nicht ungeduldig werden. Denn Aufräumen, Staubsaugen und Bodenaufwischen sind zwar mühsam wie ein Langstreckenlauf, im Ergebnis jedoch keineswegs so ertragreich wie man vielleicht annehmen könnte. Wie ich nach diesem niederschmetternden Ergebnis überrascht zur Kenntnis nehmen musste. Es deutet einiges darauf hin, dass ich mich wischtechnisch wohl noch mehr ins Zeug legen muss. Die Hausarbeit ist nach dieser Stunde erledigt und hat, wenn auch deutlich bescheidener als erhofft, einen ganzen Sack Punkte mit sich gebracht, die das Schritte-Konto schön polstern. Einziger Lichtblick im Dschungel der nicht gegangenen Schritte ist im besten Fall ein Anruf von der Freundin, um zu einem kleinen Walk anzuregen. Die Aussicht, Staubsauger gegen Walking-Stöcke zu tauschen, war zu verlockend, und es stand einer entspannenden Runde an der frischen Luft absolut nichts mehr im Wege.

Ergebnis: 1.483 Schritte

Kochen: 60 Minuten

Bleiben wir gleich in der Küche und lassen uns überraschen, wie viele Schritte bei der Zubereitung eines Steaks mit Beilagen zusammenkommen. Die gesamte Vorbereitung, bis die Mahlzeit am Tisch ist, brachte inklusiver einiger bewusst getrippelter Extraschritte, die so nicht nötig gewesen wären, immerhin das stolze Ergebnis von 1150 Schritten. Mitberücksichtig ein paar Runden um den Küchenblock und den Esstisch, den ich in den Stehzeiten gleich eingedeckt und mit ein paar Blumen am Tisch geschmückt hatte.

Ergebnis: 1.150 Schritte

Lust an der Herausforderung und ein alter Gärtnertrick

Shopping: 120 Minuten

Geplant war eine kleine Shopping-Runde von 60 Minuten, die sich aus gegebenem Anlass überraschend verdoppelt hatte. Was in Hinblick auf das Endziel so gar kein Nachteil ist. Die Tour bestand darin, ein paar Geschäfte in der Innenstadt gezielt anzupeilen, um dort einige Besorgungen zu tätigen. Dass unterwegs Eissalon, Buchgeschäft, Reformhaus und eine kleine, aber feine Boutique mit ihren Angeboten lockten, war nicht geplant. Das Ergebnis kann sich sehen lassen und ist deutlich ergiebiger als die beiden zuvor genannten Versuche. In jeder Hinsicht.
Ergebnis: 4.628 Schritte

Homeoffice: 60 Minuten

Gleich vorweg, im Homeoffice Schritte zu sammeln ist deutlich anspruchsvoller als bei allen anderen Tätigkeiten. Doch auch hier sollte es gelingen, einen, wenn auch deutlich kleineren, Beitrag zum täglichen Ziel beizusteuern. In diesem speziellen Fall sollte jedoch der Anspruch an das zu erzielende Ergebnis von vorneherein deutlich heruntergeschraubt werden. So startete ich zwangslos mit einer Kanne Kaffee, die es allerdings erst zu kochen galt. Beseitigte flink die vom Vorabend übrig gebliebenen Krümel auf der Arbeitsfläche und nutzte die Zeit, bis der Kaffee aufgebrüht war, um mein Tagespensum gedanklich durchzugehen und zu planen. Marschierte währenddessen ein paar launige Schritte vor dem Kaffeeautomaten auf und ab. Kein Schritt zu klein, keiner zu wenig, um gegangen zu werden.

Über die Lust am Gehen

Homeoffice ist eine hervorragende Gelegenheit, immer wieder aufzustehen und ein Glas Wasser zu trinken. Telefonieren lässt sich auch im Gehen, was sich sogar vorteilhaft auf den Denkprozess auswirkt. Eine knappere Version des bewährten Walking & Talking. Sollten die Anrufe ausbleiben, kann man ja notfalls einmal selbst durchklingeln. Ein kurzer Zwischenblick auf meine Schrittzähleruhr verhieß nichts Gutes, sodass ich wenigstens versuchte, mir die Beine im Sitzen zu vertreten.

Am Ende meiner Arbeitseinheit im Homeoffice habe ich es auf 509 Schritte gebracht. Inklusive der oben angeführten Verrichtungen nebenher, wie Kaffee kochen, Telefonat führen, Wasser holen und einiger kleiner Schritte im Sitzen.

Ergebnis: 590 Schritte

Bügeln: 30 Minuten

Absoluter Lieblingstest, da hier Aussicht besteht, mir das Bügeln doch noch schönzugehen. Andernfalls ich bewusst das Risiko eingehe, mir diese Verrichtung endgültig zu vermiesen. Ich wollte es wissen, als wie nützlich sich diese Disziplin auf mein Projekt der 10.000 Schritte auswirken würde. Nike schaudert ob dieser Kampfarena. Dürfte auch nicht ganz nach ihrem Geschmack sein.

Ergebnis: 466 Schritte

Alles völlig normale Aktivitäten, die überraschende Ergebnisse zu Tage bringen. Denn selbst die Stunde Gartenarbeit ist

Lust an der Herausforderung und ein alter Gärtnertrick

nur ein kleiner Tropfen auf den heißen Stein, dem Weg zum Ziel. Sie verleiten dazu, sich dem Irrglauben hinzugeben, man hätte sein tägliches Pensum an Bewegung geliefert, wenn auch nicht mit links, so doch tapfer und beherzt. Sieht man sich jedoch den tatsächlichen Output nach einer Stunde an, bleibt nichts anderes übrig, als die fehlenden Schritte nachzudoppeln. Jeder auf seine Art.

Wer das Gefühl hat, noch immer nicht von der Stelle zu kommen, kann sich einiger gangbarer Alternativen bedienen und die anderweitig trainierten Minuten einfach umrechnen lassen. Wie Radfahren oder Schwimmen, bei denen gleich wie bei der rollenden Alternative die im Wasser verbrachte Zeit anhand der Daten umgerechnet und in Schritte umgelegt wird. Oder direkt gezählt am Trampolin. Denn wenn alle Stricke reißen, hilft auch Walken auf dem Trampolin. Hier lassen sich die Schritte direkt zählen, als wäre man im Freien unterwegs. Zusätzlich hat man auch noch den Bonus der Schwingung, die sich positiv auf den Körper auswirkt. Swing & Walk.

So lässt sich je nach Jahreszeit problemlos Abwechslung ins Spiel um die Schritte bringen, um nachzudoppeln und das Tagesziel am Ende des Tages doch noch zu erreichen.

Hier die Richtwerte anhand der Zeiten, die Sie sich gutschreiben dürfen.

1 Stunde Fahrradfahren

Wer sich eine Stunde auf dem City Bike abstrampelt und am Ende der Fahrt auch noch in der City ankommt, darf 5.000 Schritte auf seinem Konto verbuchen.

Ergebnis: 5.000 Schritte

30 Minuten schwimmen

Umgerechnet auf Schritte schlägt eine halbe Stunde Schwimmen immerhin mit 3.125 Schritten zu Buche. Was bei einer durchschnittlichen Brustschwimmerin wie mir in etwa einem strammen Walk in derselben Zeit entspricht.

Ergebnis: 3.125 Schritte

30 Minuten auf dem Trampolin schwingend gehen

Eine perfekte Alternative zum Gehen, wenn es einmal nicht geht, im Freien zu gehen, ist das Schwingen am Trampolin. Auch wenn man auf der Stelle tritt, lassen sich Schritte machen. Das Ergebnis meines halbstündigen, federnden Wippens auf einem Indoor-Sportgerät könnte besser sein, jedoch war ich auch verhalten im Walk. Unter dem Strich sichert es mir die bescheidene Summe von 699 Schritten, über die sich mein Schrittkonto dennoch freuen wird. Denn, jeder Schritt zählt.

Ergebnis: 699 Schritte

Lust an der Herausforderung und ein alter Gärtnertrick

Dieser Querschnitt an Möglichkeiten, auch anderweitig zu Schritten zu kommen, ließe sich um weitere Alltäglichkeiten ergänzen. Da jeder Schritt zählt und alle gleich sind, ein motivierender Gedanke, ständig aktiv zu bleiben. Motiviert, um Schritte zu pokern und diese ins Unermessliche anwachsen zu lassen. Nike blickt hoffnungsfroh in Richtung Olymp. Und ich tue es ihr gleich.

Unter dem Strich machte ich somit die erfreuliche Erfahrung, jeden Schritt bewusst ausgekostet zu haben, würde er doch mein Schrittkonto anwachsen lassen. In Zukunft würde mir keiner einer zu viel sein, wusste ich doch, warum ich ihn gehe. Natürlich um anzukommen, aber auch, um mit ihm zu spielen. Um mein ständig hungriges Konto wie ein Sparschwein zu füttern und zu mästen.

Aber auch Wege in die Arbeit, zur Reinigung oder zum Friseur werden auf einmal, wenn auch anfänglich noch etwas verhalten, später meist mit mehr Begeisterung gegangen, immer den Schrittzähler im Augenwinkel. Gerne mit eingeschobener kleiner Kontrollpause, kurzen Blick auf den Zählerstand, und schon geht es beschwingt weiter. Der Weg ist schon lang nicht mehr das Ziel, sondern die unterwegs gesammelten Schritte sind der heilige Gral. Nur die individuell anvisierte Marke zählt. Mal 10.000, mal mehr, mal weniger. Ein jeder Handgriff, dem ein Schritt vorauseilt, ein jeder Weg wird zum willkommenen Vorwand, einen extra Gang einzulegen. Für professionelle

Walker gibt es fortan keinen Grund mehr zu lamentieren, nicht, wenn man etwas vergessen hat, ja, nicht einmal, wenn man warten muss. Ist es doch vielmehr eine vortreffliche Gelegenheit, Schritte nachzulegen. Ein gefundenes Fressen und ein rechter Leckerbissen für das Schrittkonto. Und so gesund.

Gehen auf Krankenschein: Gehen macht gesund

Gehen ist Gesundheit, die aus den Beinen kommt. Wie praktisch wäre es, verschriebe man uns Gehen auf Krankenschein. Zweimal täglich nach einer Mahlzeit und schon könnten wir aus dem Vollen schöpfen. Hätten Schritte in Hülle und Fülle. Nebenbei auch noch eine Liste positiver Nebenwirkungen, die beeindruckt. Denn wer Gehen als natürliches Heilmittel einsetzt, darf sich über zahlreiche günstige Auswirkungen freuen. Als hätte Nike auch hier ihre Flügel im Spiel und würde uns helfen.

- leichter abnehmen und den Stoffwechsel ankurbeln
- Angstzustände reduzieren
- gefährliches Bauchfett abbauen
- Blutdruck und Blutzuckerspiegel senken
- Depressionen lindern
- natürliche Entspannung fördern
- Gedächtnisleistung verbessern
- Gelenkschmerzen lindern
- Gleichgewichtssinn trainieren

- selbst für gute Laune sorgen
- Haltung annehmen
- Heißhunger auf Süßes bremsen
- Herz- und Kreislaufsystem kräftigen
- Immunsystem stärken
- Kreativität anregen
- Kreislaufproblemen vorbeugen
- Konzentrationsfähigkeit verbessern
- Knochen stärken
- Müdigkeit reduzieren
- Muskulatur kräftigen.
- Nervosität lindern
- Rückenmuskulatur lockern
- Schlafqualität verbessern
- Stoffwechsel ankurbeln
- Stress abbauen
- Sturzrisiko reduzieren
- Verspannungen in Nacken und Rücken lösen
- Vitamin-D-Mangel vorbeugen

Doch sehen wir uns die Vorteile etwas genauer an, die wir auf unseren Runden wie auf einem silbernen Tablett gleich mitserviert bekommen. In erster Linie geht es um unsere Gesundheit, die für Viele im Mittelpunkt steht und die absolute Nummer 1 im Rennen um die wertvollen Schritte ist. So man

Über die Lust am Gehen

sich über das Gehen und Walken austauscht. Doch ist das noch lange nicht alles. Stressbewältigung, gute Laune, Optimismus und Achtsamkeit durch bewusstes Erleben der Natur begleiten uns auf Schritt und Tritt auf unseren Walks, sind unsere kongenialen Partner. Unterwegs die Natur in vollen Zügen zu genießen, macht aus jedem Gehen eine Übung in Achtsamkeit. Doch was so einfach klingt, ist es bei Weitem nicht. Manchmal stellt man sich die Frage, so man einem sich redlich abmühenden Jogger begegnet, ob Laufen wirklich glücklich macht. Von Spaß ganz zu schweigen. Angestrengte, verkniffene Gesichter, die nach Luft ringen, so als ob das letzte Stündchen gerade anklopfe, um sich zu erkundigen, ob die Strecke denn nun bald absolviert und man bereit sei, vor den großen Läufer zu treten. Da bleibt nicht allzu viel Hoffnung auf vergnüglichen Genuss und wahrscheinlich auch wenig Muße, um auf Du und Du mit der Natur zu sein und diese auf sich wirken zu lassen.

Ganz anders indes beim Gehen oder Walken. Man stelle sich nur folgendes Szenario vor: ein köstlicher Sonntagmorgen im Herbst, in strahlend bunte Farben getaucht wie aus dem Bilderbuch. Die Sonne lacht hinter Baumwipfeln, hat schon Kraft, strahlt intensiv und lädt jeden ein, der kann, sich flink auf den Weg ins Freie zu machen, um die dargebotenen Lichtspiele, die sie uns spendiert, zu genießen. Einzutauchen und sich darin zu verlieren. Begleitet von aufgekratztem Vogelgezwitscher und einer sich wie ein Schleier über die Erde breitmachenden Wärme,

Gehen auf Krankenschein: Gehen macht gesund

die den frühen Flaneur wie eine kuschelige Daunenjacke umhüllt.

Wahrlich ein veritabler Langschläfer oder unverbesserlicher Faulpelz, der diesem köstlichen Ruf widerstehen kann. Denn hat man erst einmal den Genuss des aktiven Gehens in den Beinen gespürt und von der Faszination der geschmeidigen Bewegung gekostet, ist man gefangen. Ergibt sich widerstandslos der Bewegung. Und schon wird flaniert, dass es die pure Freude ist. Denn Gehen stärkt den Körper, Gehen formt den Körper, Gehen ist eine intensive Kur, aus der wir durch die Bewegung gekräftigt hervorgehen. Der Körper gibt sich gesellig und freundet sich innerhalb kurzer Zeit mit seinen neuen Aufgaben an. Sofern wir durchhalten und regelmäßig unser Programm absolvieren. Positiv überrascht bemerkt man plötzlich neue Gelüste, verspürt Appetit auf leichtere Mahlzeiten, die über Nacht so verlockend sind wie ein gut beladener Teller Pasta mit Knoblauch und Öl und entsprechend Parmesan zur Abrundung des Ganzen.

Hier geht es jedoch nicht um diätetischen Wahn, sondern um Forderungen unseres Körpers nach entsprechender Nahrung, wie nach einem guten Treibstoff, der ihm guttut, ihn befeuert und zu weiteren Aktivitäten drängt. Leichte, grüne und frische Kost steht auf der Wunschliste ganz oben, und das Beste ist, der Körper verlangt es von sich aus. Wir sind in diesem Fall lediglich Befehlsempfänger und beugen uns nur allzu gerne diesem gesunden Diktat. Erfreulich auch die Lust auf mehr Flüssigkeit, um wie ein vollgetanktes Automobil auf Überlandstrecke ohne Pause durchhalten zu können.

Ein wesentlicher Effekt des regelmäßigen Gehens oder Walkens ist ein erholsamer Schlaf durch die Bewegung an der frischen Luft. Jedoch ist hier ein wenig Geduld gefragt, denn der Körper lässt sich durchaus ein paar Monate Zeit, um sich an das neue Bewegungsmuster zu gewöhnen, bis eine deutlich verbesserte Schlafqualität zu spüren ist. Was gleichzeitig positive Auswirkungen auf noch mehr Lust auf Bewegung hat.

Die Kraft des Gehens ist unangefochten. So wie Wandern mittlerweile als Breitensport gehandelt wird, so sollte auch dem Gehen ein noch besseres Ansehen zugutekommen. Gäbe es Gehen als Medikament, wäre es blitzschnell vergriffen, ist der Sportmediziner und Herzspezialist Josef Niebauer überzeugt vom möglichen Gesinnungswandel und der einsetzenden Akzeptanz der Bevölkerung. Solange jedoch Selbstverantwortung und Disziplin für den ersten Schritt verantwortlich sind, bedarf es noch ein wenig Aufklärungsarbeit einerseits und positiven Erlebens andererseits. Denn ist er erst einmal getan, der wichtigste Schritt überhaupt, der erste Schritt, fühlt es sich oft gleich beim ersten Mal schon so gut an, dass der zweite Schritt schon so gut wie in Arbeit ist.

Gehen auf Krankenschein: Gehen macht gesund

Tatsache ist, dass wir uns alle bewegen wollen und uns die fabelhafte Heilkraft und das Glück des Gehens zu Nutze machen können. Denn wer lustvoll und mit sich selbst im Reinen freudig durchs Gelände pflügt, dem sieht man das auch an. Was zudem eine hervorragende Möglichkeit ist, allein über die entsprechende Bewegung mental den Zustand anzusteuern, der zum Wohlbefinden beiträgt. Rundum praktisch. Und wie praktisch wäre es erst, bei Bedarf und übler Laune einfach aufzuspringen, um einen stimmungsaufhellenden Spaziergang zu unternehmen. Unterwegs Mühsal und alle Last abzuwerfen, sich davon zu befreien und bester Dinge wieder an den Ausgangsort zurückzukehren und sein Tagwerk weiter zu verfolgen.

Hält man sich alle Vorteile, die das Gehen mit sich bringt, vor Augen und bedenkt, welche Schätze in uns schlummern und nur zum Leben erweckt werden wollen, wird allein schon der Gedanke daran manch einem wie Öl den Rücken hinunterfließen. Freundschaft mit dem eigenen Körper zu schließen. Eine vortreffliche Wellnessidee in eigener Sache, vom Allerfeinsten.

Doch das ist noch lange nicht alles. Wir können tatsächlich unseren Gemütszustand mit Hilfe des Körpers steuern. Jederzeit in die gewünschte Richtung lenken. Denn wer ihn zu interpretieren weiß, kann sich seiner bedienen und dafür sorgen, seine Gedanken nach Wunsch zu dirigieren.

Wie sieht das nun in der Praxis aus? Welche Signale senden wir während des Gehens auf unsere Umgebung aus?

Denkt man nur daran, wie oft wir uns mit aller Kraft anstrengen, uns an Dinge zu erinnern, die in Vergessenheit geraten sind. Nicht nur an langfristig zurückliegende Ereignisse. Sind wir damit während eines Walks gedanklich zugange, werden unsere Schritte automatisch langsamer. Das Gedankenkarussell zwingt den Körper scheinbar in die Knie und überholt sich selbst. Wer hingegen gestresst ist, kann beobachten, wie die Füße plötzlich Tempo machen und an Geschwindigkeit zulegen. Gerade so, als wolle man den unliebsamen Ballast abschütteln und ihm davonlaufen. Was kurzfristig auch gelingen kann. Während eines zünftigen Walks auf jeden Fall.

Gäbe es ein eingebautes Gehbarometer, ließe sich mit Hilfe einer Skala zwischen traurig und erschöpft an einem Ende und heiter und beschwingt am anderen Ende der physische wie psychische Zustand des Gehers ablesen. Anhand der Körperspannung sieht man sofort, in welcher Verfassung sich die Person gerade befindet. Vor Angst und Gram gebeugt mit schlurfendem Schritt oder aufrecht, flott und mit spürbarer Energie.

Der Unterschied steckt somit in unserer Körperhaltung. Was die Überlegung anfeuert, dass bestimmte Bewegungen beim Gehen erwünschte Stimmungslagen herbeiführen können und diese sich durch verschiedene Körperhaltungen direkt ändern ließen. Dann wäre es ein Leichtes, sich selbst durch entsprechende Bewegungen oder Haltungen zu beeinflussen. Idealerweise auch, derart selbstgesteuert, der innere Widersacher durch eine bewusst eingenommene Pose ausgehebelt und mundtot gemacht werden kann. Die erste Hürde wäre damit genommen, der erste Schritt nur noch eine Schrittlänge vom Walk entfernt, und das Problem wäre so gut wie gelöst. Unterwegs könnte man die Körperhaltung noch etwas nachjustieren und kehrte als neuer Mensch wieder zurück. Von der Walking-Piste.

Von Risiken und Nebenwirkungen

Aber Achtung, bitte lesen Sie unbedingt den Beipackzettel. Denn, ohne Schatten kein Licht und so, gibt es auch hier, im Fall der gewissenhaften, manchmal schon zwanghaften Zählung der täglichen Schritte einen gewichtigen Nachteil, der nicht vergessen werden sollte. Worauf an dieser Stelle hingewiesen werden muss.

Wer seine Schritte mit Hilfe einer Fitnessuhr sammelt, sollte besonders aufmerksam sein, wenn man sich einmal abseits der Schrittpiste bewegt. Wo so ein Schrittzähler, gleich welcher Art, im Alltag nicht weiter auffällt, ist er anderen Orts nicht immer angebracht. Doch hat man sich erst einmal eine solche Sportuhr am Handgelenk umgelegt, wird man sie nicht so schnell wieder los. Sei es, dass man sie vergessen hat oder einfach auf keinen einzigen Schritt mehr verzichten kann.

Über die Lust am Gehen

So kommt es immer wieder vor, dass die Tracker-Uhr nur sehr ungern abgenommen wird. De facto auch nur dann, wenn es sich um keinen Preis der Welt vermeiden lässt. Daher sieht man mittlerweile gar nicht selten prachtvolle und schillernde Roben, die in der Oper, im Theater oder im Konzert ausgeführt werden, und am Handgelenk seiner Trägerinnen den angeknüpften Schritt-Tracker. Versehentlich oder gezielt nicht gewechselt. Bietet doch die Pause meist vortrefflich Gelegenheit, ein wenig durch die Menge zu flanieren. Und nebenbei ein paar Schritte zu sammeln. Keineswegs *dans le style*, wie der Franzose zu sagen pflegt, nicht immer ganz passend, aber immer öfter zu erblicken. So sind wir eben, wir Hardcore-Schritte-Sammlerinnen.

Ohne Schrittzähler ist nämlich alles nichts. Tatsächlich gar nichts, für diejenigen, die den Reiz des Tracking für sich entdeckt haben und sich jeden gegangenen Schritt genüsslich auf der Zunge schmelzen lassen, als wäre dieser ein Stück belgische Schokolade, die den Augenblick der Kakaoschmelze zu einem ganz besonderen Moment macht. Erst die auf den letzten Schritt genaue Messung der Bewegung führt ins aktive Glück.

Wer vom Spiel um jeden Schritt besessen ist, kann den Alltag kaum alleine bewältigen. Müsste man doch so auf kostbarstes Material verzichten. Dennoch passiert es immer wieder, dass der Tracker an der Ladestation statt am Handgelenk klebt und

Von Risiken und Nebenwirkungen

verabsäumt, alles zu erfassen, was gerade in der Außenwelt gegangen wird. Und am Walker vorübergeht.

Stellen Sie sich nur einen perfekten Urlaubstag in einer Großstadt vor, die man erkunden will. Wie ließen sich Schritte lustvoller gehen als ganz nebenbei, im Großstadtdschungel. Kreuz und quer durch Parkanlagen, treppauf, treppab von einem Museum ins nächste, von einer Ausstellung zur anderen, einmal durch alle Shoppingmeilen und im Laufschritt wieder zurück, um sich abends im Theater die hochbejubelte Produktion eines Nachwuchsregisseurs anzusehen. Die Pause böte Gelegenheit, sich die Beine ein wenig zu vertreten und trotz einer überlangen Vorstellung noch ein paar Schritte extra zu erwirtschaften. Wer dann noch nicht zu müde ist, könnte den Abend tanzend ausklingen lassen. Alles wäre so perfekt. Wenn Sie nicht Ihren Schrittzähler zu Hause vergessen hätten.

Doch so endet die Party, noch bevor sie so richtig Fahrt aufgenommen hat. Eine Tragödie für jeden Walker, der Wert auf eine gepflegte Schrittsammlung legt. Ein irreversibler Akt der Nichtmessung, der sich nachhaltig auf die Schrittbilanz auswirkt. Nicht zuletzt der ausgelassenen Stimmung ein abruptes Ende bereitet wie ein Meteorit, der auf die Erde donnert. Alles in allem ein Desaster und unwiederbringliches Manko an Schritten, die, obschon gegangen, niemals Eingang in die Annalen finden werden.

Diese missliche Geschichte ist leider kein Fantasieprodukt und soll dem einen oder anderen tatsächlich widerfahren sein, und ich möchte mich davon nicht ausnehmen. Insofern besonders misslich, als das Problem der Bequemlichkeit ausnahmsweise einmal nicht Diskussionsgegenstand war. Sehnt sich ein passionierter Walker doch nach nichts anderem, als zu gehen. Weiterzugehen, mehr zu gehen. Täglich so lange, bis das Ziel erreicht ist. So lange, bis man sich am Ende des Tages entspannt zurücklehnen kann und sich seinen wertvollen Schritten entzückt annimmt. Diese beseelt und beglückt auf sein Konto verbucht. Revue passieren lässt. Das Leben scheint in solchen Momenten so einfach und schön. Frische Schritte, neues Glück. Selbst Nike kann ob dieser Entwicklung ihr Glück kaum fassen. Geht es so weiter, wird der Olymp bald von leidenschaftlichen Walkern erstürmt.

Wald-Walking

Wer es nicht ganz so forsch angehen will, ist gut zu ebener Erde aufgehoben. Schnupft eine Prise Waldluft und nimmt statt des Aufstiegs zum Gipfel ein entspannendes Bad im Wald. Walkend, versteht sich. An einem heilsamen Ort, den viele von uns viel zu selten besuchen.

Alle Welt spricht heute von Waldbaden. Oder Shinrin Yoku. Dabei handelt es sich um eine trendige grüne Arznei aus Japan, die der Gesundheit zugutekommt. Verordnet für eine bewusste

Wald-Walking

Auszeit und Urlaub vom turbulenten Alltag. Was reizvoll anmutet, und doch gibt es Worte, die reizen anderweitig und schreien nach einem Synonym. Meine private Liste umfasst neben meinem Lieblingsunwort »Lesestoff«, das mich regelrecht zum Erschaudern bringt, obwohl ich diesem in meinem Leben über Gebühr zuspreche, eben auch »Waldbaden«. Frage mich, worin das Bad besteht. Und was am Ende kommt. Schüttet gar der Wald seine Gäste mit dem Bade aus? Wie badet man überhaupt im Wald? Und was hat das alles mit Gehen zu tun?

Ich konnte mir lange keinen Reim darauf machen, beendete meine metaphorischen Grübeleien und machte mich auf in den Wald. Um mir selbst ein Bild aus erster Hand zu verschaffen, gab ich die Badende im Walde. Habe versucht, eines zu nehmen.

Waldbaden wird als Heil- und Glücksquelle gehandelt, ist Wellness, die aus dem Wald kommt. Mehr noch, gilt der Wald mittlerweile als besserer Luftkurort als mancher Zauberberg, der unser Immunsystem zu stärken vermag. Als ein Ort, an dem das Glück zum Greifen nahe ist. Soweit nichts Neues. Gehen wir doch seit jeher im Wald ein und aus, wie es uns gefällt. Drehen eine Runde und fühlen uns hinterher erfrischt. Allerdings ohne viel darüber nachzudenken. Denn der Wald steht uns jederzeit offen, meistens jedenfalls.

Ein Waldspaziergang wird immer dann zum trendigen Erlebnis im Sinne des japanischen Shinrin Yoku, wenn man sich bewusst darauf einlässt. Wie auf das Verschmelzen mit der Natur, das Begreifen der Bäume, das Loslassen vom Alltag und Eintauchen in eine Parallelwelt, voll von Laub und Nadeln. In die des Waldes. Waldbaden stärkt das Naturempfinden, lädt ein zum Innehalten, zum aufmerksamen Lauschen und Spüren, wenn wir über einen weichen Moosteppich gehen und das Gefühl haben, in diesen einzusinken. Wenn wir über knorrige Wurzeln durch den Wald stolpern und dabei die frische und würzige Waldluft tief in unsere Lungen saugen. Hie und da außer Puste geraten, wenn es steil bergauf geht, und den Atem zu steuern beginnen. Der Wald entschleunigt und fordert uns auf, seine beeindruckende Kulisse tief in uns aufzunehmen. Gezielt und aufmerksam einen Fuß vor den anderen zu setzen, um im hügeligen Gelände nicht das Gleichgewicht zu verlieren und aus der Balance zu geraten. Dazwischen den Blick auf scheinbar endlos hohe Baumkronen gerichtet, die in den Himmel ragen. Gibt es doch rundum etwas zu sehen und zu entdecken, was unsere gewohnt schnellen Überflieger-Blicke anzieht, fesselt und wie durch Zauberhand beruhigt und zur Ruhe kommen lässt.

Gut und präsent, im Hier und Jetzt, so fühlt es sich an, wenn man sich ganz auf die Natur einlässt. Genau darum geht es, um dieses fokussierte, bewusst wahrgenommene Zwischenspiel zwischen Körper und Geist. Um Aktivität und Innehalten, während wir gehen. Um die magische Verbindung zwischen Mensch und Baum, die sich beim Waldspaziergang entfaltet, wo wir Gedanken, die – plötzlich sensibilisiert – an die Oberfläche wirbeln, mit allen Sinnen erleben. Wenn wir jeden Moment in vollen Zügen in uns aufnehmen. Dabei dem Stress Adieu sagen und die ganze Kraft der Natur ausschöpfen. Wenn wir uns gesund, stark und glücklich fühlen. Während wir durch den Wald streifen.

Mit ein bisschen Glück findet sich auch unterwegs eine kleine Waldbank, die zur Rast einlädt. Ein trefflicher Moment, flink seine Schritte zu kontrollieren. Besonders wertvolle Schritte, werden diese im Wald noch mit Unebenheiten, Anstiegen, Gefälle und viel kuscheligem Moos angereichert.

Warum Sie nicht mehr warten sollten

»Erfolg hat nur der, der etwas tut,
während er auf den Erfolg wartet.«
(Thomas Alva Edison)

Wir schnupfen Waldluft, wir gehen und walken, wir messen und tracken, wir würzen unsere Notwendigkeiten mit Spielereien. Geht es doch im Leben zu wie im Küchenuniversum. Wer beabsichtigt, neue Gerichte zu kochen, wird allein vom Studium seiner Kochbücher keine Idee bekommen, wie das Gericht letztendlich schmeckt. Die schönsten und liebevoll verarbeiteten Zutaten verschaffen lediglich dem Auge großes Pläsier, der

Gaumen indes kommt zu kurz und schaut durch die Finger. Bis er davon gekostet hat.

Somit lautet die Devise: Machen! Gehen! Heute noch! So viel Sie können! Soweit Sie kommen! Tun!

Und dann ist es innerhalb kürzester Zeit so weit. Bereits nach ein paar Tagen macht sich eine erste kleine Veränderung bemerkbar. Sehnsüchtig erwartet. Positive Auswirkungen, die sich ganz wie nebenbei einstellen wie Fettverbrennung, niedrigere Herzfrequenz und Kalorienverbrauch sind über den Schrittzähler abzulesen. Denn wer konsequent und täglich seine Runden dreht, auch auf dem Fahrrad oder zu Wasser, kann dies alles akribisch genau messen, umrechnen und seinem Schrittkonto gut buchen. Wie gut sich das jedoch am eigenen Leib anfühlt, das gibt uns kein Zähler der Welt wieder.

Noch bevor es zu einer freundlichen Körperumformung kam und somit den Fettzellen an den Kragen ging, zeigten sich bei mir erste Symptome einer Veränderung in meinen kulinarischen Gelüsten. Die nicht immer vorteilhaften, aber leider eingefahrenen Essensgewohnheiten begannen im Gebälk zu ruckeln. Plötzlich schien eine erstens kleinere und zweitens leichtere Mahlzeit als der ideale Abschluss einer ausgiebigen Runde mit den Stöcken und ein paar tausend Schritten zum Nachtragen auf meinem Schrittkonto zu sein. Der Saldo auf dem Kilo-Konto sprang an und begann seit längerem wieder zu oszillieren. Versprach luftigere Momente. Was ich wiederum überaus attraktiv fand.

Gleichzeitig walkt es sich nach wenigen Tagen kontinuierlichen Trainings schon ein bisschen leichter. Der Griff zu den Stöcken geht flotter von der Hand. Die Aussicht, irgendwann in absehbarer Zeit durchs Gelände zu flitzen, als nähme ich an einem Nordic-Walking-Wettbewerb teil, steht im Raum. Ich habe es schon vor Augen. Hoffe, Nike macht gerade kein Nickerchen und hat das jetzt auch gehört.

Was sich ebenfalls kurzfristig einstellt, ist ein rundum gutes Körpergefühl, denselben fleißig trainiert zu haben. Die körperlichen Veränderungen selbst ließen sich zwar ein paar Wochen länger Zeit, dafür halten sie sich konstant und machen täglich Lust auf mehr. Mehr Schritte, weniger ungesundes Essen, weniger Kilo, mehr Flüssigkeit, mehr Aktivität und große Lebensfreude. Fühle mich deutlich bewegter.

Kaum eine Woche hat es gebraucht, bis das Verlangen nach mehr Grünzeug am Teller und im Smoothie Überhand gewonnen hat. Von Salaten zum Sattessen bis hin zu Kohl in allen Variationen, wobei es mir die zarten Brüsseler Sprouts besonders angetan haben. Das tägliche Bild am Teller hat sich durchaus zu meinem Vorteil geändert. Und das Beste daran ist, dass es nicht eines gebrochenen Willens bedurfte, sondern allein aus innerem Antrieb heraus zu einer Geschmacksänderung gekommen ist.

Mit einer kleinen Ausnahme: Die Lust auf Pasta ist einfach nicht umzubringen.

Gleichzeitig hat sich auch das Durstempfinden verändert. Die Durststiller wurden neu gemischt und die heiß geliebten, bunt gefärbten, prickelnden Softdrinks wurden durch sprudelndes Mineralwasser und klares Leitungswasser, das in unserer Gegend besonders wertvoll ist, ersetzt. Denn auch das Trinken sollte man keinesfalls vergessen und die empfohlenen zwei Liter Flüssigkeit pro Tag ernst nehmen und konsumieren. Mein Schrittzähler hat dazu eine integrierte Funktion, klingelt mich in regelmäßigen Abständen an und scheucht mich auf, einen Schluck Wasser zu trinken. Ebenso wie er mir aufträgt, aufzustehen und eine Runde zu drehen. Dem kann man Folge leisten, muss man aber nicht, denn ein derart durchgetakteter Tag ist womöglich doch zu viel des Guten. Ich indes bin durchs Gehen schon derart konditioniert, dass ich bei diesen Zeilen sofort vom Schreibtischstuhl aufspringe, um mir ein Glas frisches Leitungswasser zu zapfen. Nike scheint tatsächlich zu schlummern, denn das hätte ihr sicherlich auch gemundet.

Besonders hervorzuheben ist, dass die tägliche Geh-Routine extrem motivierend ist und wie von selbst den Hasen gibt, der antreibt. Beim Hasen handelt es sich im Übrigen in Laufbewerben wie einem Marathon um eine Art Vorläufer, Einpeitscher, Warm-Upper, der vorauseilt und den Pulk der Läufer antreibt.

Jedes noch so kleine Zeitfenster wird, wenn auch nur für einen Mini-Walk, auf Tauglichkeit angedacht und im Idealfall auch gleich ausgekostet. Selbst knapp bemessene 15 Minuten lassen sich vortrefflich für ein paar Extra-Schritte nutzen und polstern das Schritte-Konto auf, das so immer mehr anschwellen kann, auf dass die magischen 10.000 Schritte oft schon vor Einbruch der Dunkelheit erreicht sind. Was den Vorteil hat, dass die restlichen Schritte des Tages zum reinen Vergnügen werden. Frei nach dem klassischen Arbeit- und Spiel-Prinzip.

Wenig überraschend in diesem Kontext, dass auch die Lust auf alternative Bewegung steigt. Vielleicht weil sich die damit verbrachte Zeit in Schritte umrechnen lässt. Doch dem nicht genug, kommt es meist nach einer Woche zum ersten sensationellen Zwischenergebnis: Der Hosenbund hat seine Position geändert. Lässt locker und kneift nicht mehr. Wenn das kein Grund zum Feiern ist?! Und das alles, ohne sich zu kasteien, zu mäßigen oder einschränken zu müssen. Weiterzuleben wie bisher, nur zwischen bewegten Einheiten, die auch noch einen Wohlfühlfaktor integriert haben. Der Rest kommt ganz von allein. So wie Nike den Weg an meine Seite gefunden hat.

The Final Countdown: Noch 15 Tage bis Barcelona

Trotz Vorurteil und leisem Zweifel, ob der Wirkung einer so harmlosen Aktivität wie dem Gehen sowie zahlreicher Anläufe, täglich 10.000 Schritte zu gehen, kann ich Ihnen versichern: Ich bin auf dem Weg. Und wie, denn ich bin unterwegs nach Barcelona. Zu Fuß.

Einer meiner letzten Walks brach an, kurz bevor ich mein Ziel erreichen würde. Wieder einmal hatte ich um ein paar Minuten den Sonnenaufgang verpasst. Geschuldet einem erbitterten Kampf, zu gehen oder in der warmen Stube zu bleiben, der zugunsten der aufgehenden Sonne entschieden wurde. Ich würde gehen. Und das war die Hauptsache. Am Sonnenaufgang ließe sich noch feilen.

Zuvor hatte ich rasch einen Becher Kaffee geschlürft und mich gut eingepackt. Um dem avisierten Kältesturz standzuhalten, was für mich als bekennende Freundin einer thermalwasserwarmen Dusche um die 36 Grad eine empfindliche Steigerung in Richtung totaler Unwirtlichkeit bedeutet. Dennoch war es besser, rasch aufzubrechen, als weiterhin das innere Gezeter in Form einer Dauerschleife im Ohr zu haben. Die Sonne war natürlich schon da, aber morgen sollte sie ja auch noch einmal aufgehen, wenn alles gutging. Kaum jemand war unterwegs außer ein paar Fahrradfahrern und ein paar gequält wirkenden Gestalten, die sich das Joggen schön laufen dürften. So wie ich mir meinen Walk. Ein engagierter Läufer überholte mich mustergültig links, machte seine Sache ganz gut und wirkte schon relativ frisch. Manchmal hätte ich auch Lust, ein bisschen schneller zu sein, rief ich Nike über die Schulter zu, die mich

The Final Countdown: Noch 15 Tage bis Barcelona

daraufhin anstrahlte und sich wieder einmal Hoffnungen auf flottere Runden machte. Wahrscheinlich aber nur, um mehr Schritte in kürzerer Zeit sammeln zu können und damit mein Konto zu füttern. Fixiert, wie auch sie schon mittlerweile auf die 10.000 Schritte war.

Mein Schrittkonto ist mein zweiter Held, kommt gleich nach Nike. Eine feine Sache. Real nicht existent, nicht mehr als eine virtuelle Größe, die mir hilft, diszipliniert, wenn auch nicht immer engagiert, einen Fuß vor den anderen zu setzen, um das hungrige Maul meines Schrittfressers zu stopfen. Und das ist auch dringend nötig, denn mittlerweile bin ich seit einem halben Jahr unterwegs nach Barcelona, zu Fuß.

Dazu habe ich mich auf einer Walking-Plattform eingetragen und ein virtuelles Schrittkonto eröffnet. Ich habe die Auswahl zwischen verschiedenen Strecken und kann mich nach Lust und Laune für eine der vorgegebenen Routen entscheiden. Start und Ziel, Kilometeranzahl und maximale Dauer des Walks sind jeweils angegeben. Der Walker kann sich mitunter ein paar Jahre Zeit lassen, um sein Ziel zu erreichen. Dabei sind offene Zeitintervalle von bis zu acht Jahren keine Seltenheit. Mein Walk hat Mitte 2019 begonnen und endet im Juli 2025, und ich hätte, so ich ein langsamer Walker wäre, noch reichlich Zeit, mein Ziel zu erreichen.

Hat man sich für eine Strecke entschieden, kann man entweder allein oder in der Gruppe antreten, wobei ich mich für einen

Einzelbewerb, für einen Walk von Österreich nach Spanien, von Innsbruck nach Barcelona entschieden habe. Mittlerweile bin ich jetzt schon seit über 190 Tagen unterwegs und habe dabei bisher 1.777,4 km zurückgelegt. Im Schnitt lege ich bei meinem durchwachsenen Rhythmus und Tempo 9,4 km pro Tag zurück. Dabei sind selbstredend auch alle Schritte, die ich pro Tag gehe, erfasst. Jeder einzelne Schritt, den ich nur irgendwie gehen und erfassen kann, steckt in dieser Zahl.

Auf einem Satellitenbild, das mir als GPS dient, kann ich jederzeit meinen Fortschritt auf der virtuellen Landkarte überprüfen und sehen, wie weit ich gekommen bin. Wie weit ich noch gehen muss. Um die Daten zu aktualisieren, füttere ich täglich mein Schrittkonto. Nach Eingabe der Daten zeigt mir die Software sofort den aktuellen Status, und ich kann meinen neuen Standort ausmachen. Mit Hilfe eines virtuellen Walkers, vergleichbar einer Spielfigur eines Brettspiels wie Mensch-ärgere-dich-nicht, kann ich jederzeit genau orten, wo ich mich aktuell befinde. Mit jedem Schritt, den ich eintrage, bewege ich mich fort, und mein kleiner Pilger rückt auf dem Spielbrett voran.

Meine eingetragenen Schritte werden vor meinen Augen direkt in Kilometer umgerechnet. Bei vordefinierter Schrittlänge. In meinem Fall 0,8m, wobei ich mir nicht sicher bin, dass der Wert exakt auf meinen Ausfallschritt abgestimmt ist, aber man will ja kein Erbsenzähler sein.

The Final Countdown: Noch 15 Tage bis Barcelona

Mit Schritten gut gefüttert, rückt mein Spieler täglich voran. Der Weg hat mich über Bad Goisern in Österreich, Venedig und Genua in Italien über Monaco, Marseille und Perpignan in Frankreich geführt. Heute befinde ich mich kurz vor Girona in Spanien. Barcelona ist nur mehr einen Katzensprung entfernt. Es riecht schon nach Fisch, Salz und Meer, und ich nehme Kurs aufs Herz von Barcelona. Ob mich dort tosender Applaus erwartet, kann ich heute noch nicht sagen. Allerdings werde ich schon hie und da mit einem lachenden Smiley auf meinem Walkingbarometer belohnt, den ich immer dann bekomme, wenn ich entweder 10.000 oder mehr Schritte geschafft und entsprechend vermerkt habe. Die Schritte werden in Kilometer umgerechnet und ich habe somit jederzeit den Überblick über mein jeweiliges Tagespensum. Wie viele Kilometer ich insgesamt gegangen bin, wie viele Tage ich in Summe unterwegs bin sowie die durchschnittliche Anzahl gegangener Kilometer pro Tag. Seit meinem ersten Eintrag.

Seit ich dieses vortreffliche Spielzeug entdeckt habe, fühle ich mich buchstäblich erleichtert. In jeder Hinsicht. Im Gegensatz zur Motivation, die ständig zunimmt und mir das Leben von Tag zu Tag versüßt. Ich walke nicht nur, um anzukommen, sondern, um meine Schritte sukzessive in die Höhe zu treiben Und glauben Sie mir, das sind tatsächlich zwei vollkommen verschiedene Paar Schuhe. Seit Beginn meiner Touren sind meine Kennzahlen die durchschnittlichen Kilometer, die ich täglich zurücklege, und die Gesamtstrecke, die sich mittlerweile auf 1.777,4 km in Summe beläuft. Laut meinen Aufzeichnungen. Die gesamte Strecke von Tirol nach Katalonien beträgt 1.885,2 km, und somit fehlen mir heute noch 107,8 km, bis ich in Barcelona aufschlage. Ich erwarte mich somit, so ich das Tempo halte, in ca. elf Tagen vor den Toren der Gaudi-Metropole.

Ein nettes wie erwähnenswertes Detail am Rande ist die Möglichkeit, mir auch Zeiten, die ich mit dem Fahrrad oder schwimmend unterwegs war, in Kilometer umrechnen zu lassen, und schon habe ich wieder ein paar Schritte mehr, mit denen ich mein Konto befüllen kann. Ebenfalls attraktiv erscheint mir, dass man sich, wie bereits erwähnt, auch als Gruppe aufmachen kann, um gemeinsam zu walken. Jeder in seinem Rhythmus, und doch ist man gemeinsam unterwegs.

Ich habe es somit bald geschafft, bin entsprechend stolz, durchgehalten zu haben. Trotz etlicher Versuche von allen Seiten, mich davon abzubringen. Nicht aktiv, sondern mehr durch stetes, inneres und daher hausgemachtes Gequengel, warum ein Walk gerade unmöglich sei. Dank Nike an meiner Seite, die ebenfalls aus dem Häuschen ist vor Freude und sich gerade in ihrer Rolle der Siegesgöttin sonnt, ist es mir dennoch gelungen, konsequent meinen Weg zu verfolgen.

Wie aber geht es weiter?

The Final Countdown: Noch 15 Tage bis Barcelona

Auf den Geschmack gekommen, verspüre ich plötzlich eine unbändige Lust noch intensiver zu walken. Will neue Wege beschreiten und unbekannte Ziele erobern. Mein nächstes angepeiltes Ziel in diesem Spiel, sofern ich mir nicht selbst eine eigene Route zurechtzimmere, ist eine Tour quer durch Amerika. Ein Walk auf der Route 66 mit immerhin 3.548,1 km von Missouri nach Kalifornien, von Ost nach West.

Würde ich sofort nach Erreichen meines aktuellen Ziels weiter walken und für die neue Strecke den aktuellen Tagesdurchschnitt an Kilometern von heute zugrunde legen, wäre ich noch eine gute Weile beschäftigt. Mindestens 377 Tage von heute weg gerechnet, was in Richtung zwölf Monate walken geht und bedeutet, ich käme im besten Fall im Laufe des Februar 2023 ans Ziel. Nach Santa Monica, Kalifornien. Ein wahrlich weiter Weg.

Auch wenn es sich nur um eine kleine Spielerei handelt, ist diese doch so wertvoll für mich, macht sie mir doch das regelmäßige Gehen, Walken und Nordic Walking zum täglichen Match mit mir und gegen mich selbst. Will ich doch um jeden Preis weiterkommen, auf der Landkarte und im Freien. Mittlerweile hat sich das Blatt etwas gewendet, und ich muss nicht mehr jeden Schritt sofort eintragen, um zu wissen, dass es vorangeht. Ich habe aus meinen beherzten Anfängen eine Routine entwickelt, die mich immer öfter ohne lange Einstimmungsriten zu den Stöcken greifen lässt und mich zur Bewegung einlädt. Oft auch antreibt.

Über die Lust am Gehen

Aber noch bin ich unterwegs. Steuere Barcelona an. Bemerke, wie mir warm ums Herz wird bei der Vorstellung an meine bewegte Zukunft. Zudem ist die Körpertemperatur deutlich gestiegen, das Blut in Wallung geraten. Die Kälte kann mir fast nichts mehr anhaben. Auch wenn mir die Mütze ständig ins Gesicht rutscht. Aber vielleicht rettet sie mir ja die Wangen vor dem Erfrieren. Ich werde diese Runde als Aufwärmrunde in den neuen Tag verbuchen, so wie man am Ende eines intensiven Laufs nachschwitzt. Das Einzige was stört, ist die Mütze im Gesicht.

Der Rückweg fühlt sich um einiges schneller an, wobei es nicht gesagt ist, ob es der »Osten, Westen, zu Hause ist es am besten«-Mentalität geschuldet ist oder dem Kaffee, der dort frisch gebrüht auf mich wartet und mich magnetisch anzieht. Meine Schritte beschleunigt, auf einer Strecke, auf der heute Morgen nicht allzu viel los ist. Mit Ausnahme eines im Inkadress gekleideten Radlers und ein paar rasender Rolanden, die wahrscheinlich versuchen, nicht zu spät zum Unterricht zu kommen. Sonst passiert hier gar nichts. Kaum Menschen, bis auf den großgewachsenen Läufer, der gerade um die Ecke biegt und sich sichtlich abmüht, sein Gewicht über den Asphalt zu wuchten und gleichzeitig voranzukommen. Würde er davon profitieren, seinen Lauf als Spiel zu sehen? Nein, denn er ist ja schon unterwegs. Auch wenn ihm eine gewisse Lässigkeit fehlt, macht er einen guten Job. Die faulen Socken sind es, denen die

The Final Countdown: Noch 15 Tage bis Barcelona

Prioritäten durcheinandergeraten oder abhandengekommen sind, sie wären die wahren Nutznießer einer Gamifizierung. Das Interesse wäre da, die Sinnhaftigkeit erschließt sich ihnen durchaus, allein mit dem Tun hapert es. Wer hier eine Spielanleitung in die Hand gedrückt bekommt, hat plötzlich einen neuen Zugang zur Bewegung.

Nach all diesen Schritten wäre es nicht verwunderlich, sich ein bisschen schlapp zu fühlen. So, als wäre man stundenlang in einem fort gegangen. Statt darüber gelesen zu haben. Doch genau das ist es auch, was Sie schon bald erwartet: Eine Tour de Force zu Fuß. Ein Gehmarathon. Ein Spaziergang für Körper und Seele. Eine Walking-Runde. Eine Nordic-Walking-Einheit. Bewegung, die Sie bald nicht mehr missen wollen.

Setzt beizeiten auch noch ein gewisser Automatismus ein, haben wir es geschafft. Dann sind wir nicht mehr zu bremsen. Dann hat man's drauf. Manche sollen sogar schon vom Gehen geträumt haben. Eine perfekte Assimilierung an den neu erworbenen Bewegungsablauf, der gleich einer Fremdsprache, in der man zu träumen beginnt, den Anfang einer neuen Ära einläutet. Übergegangen in Fleisch und Blut und aus dem Alltag nicht mehr wegzudenken. Sie sehen schon, die 10.000 Schritte rücken mit jedem Schritt näher und in greifbare Nähe. Doch einerlei, wie Sie es anlegen, machen Sie sich auf den Weg, gehen Sie los. Große Wirkung bei kleinem Aufwand ist Ihnen sicher.

In einem Jahr zum Millionär

Gratulation, Sie haben es geschafft! Es ist vollbracht. Sie sind ein Gewinner. Denn allein, wer sich vorstellen kann, einen Walk der Millionen Schritte zu gehen, kann ein solches Projekt auch realisieren. Sind dann eines Tages auch noch die 10.000 Schritte pro Tag zur täglichen Routine geworden, dürfen Sie sich 3.650.000 Millionen Schritte pro Jahr auf Ihrem Konto verbuchen und schaffen so den Weg in einem Jahr zum Millionär.

Doch das ist noch nicht alles. Körper und Geist haben sich an die Bewegung gewöhnt und wollen mehr. Immer mehr. Ab jetzt ist alles ganz einfach. Nicht nur in Bezug aufs Gehen. Denn wer noch einen Schritt tiefer eintaucht, wird feststellen, dass sich das gamifizierte Modell der 10.000 Schritte ebenso auf andere Disziplinen und Bereiche bequem umlegen lässt.

Barcelona ist in Sicht und es hat gar nicht weh getan, so lange und so weit zu Fuß unterwegs gewesen zu sein. Beinahe hätte ich vergessen, wie aufregend eine nichtaufgeregte Aktivität sein kann. Wie schön es ist, den Körper aus der Reserve zu locken, ihn zu fordern und wieder neu zu spüren. Sich von Schmerzen zu verabschieden, die sich unterwegs in Luft aufgelöst haben. Mit deutlich leichterem Gepäck zu gehen, als ich bisher mit mir herumgeschleppt habe. Keine Michelin-Reifen mehr um den Bauch, keine gebückte Haltung und nur noch selten das Gejammere meines kleinen Quälgeists im Ohr, der immer ins Gewicht gefallen ist und für Unruhe gesorgt hat. Nike wird mich auch weiterhin dabei unterstützen, ihn nachhaltig abzuschütteln. Hat sie mir unter der Hand versichert.

Wenn auch Sie sich eine Göttin an Ihrer Seite wünschen, nehmen Sie dieses Buch erneut zur Hand und halten Sie zwischen den Seiten Ausschau nach Ihrer persönlichen Siegesgöttin. Im Kampf gegen den inneren Schweinehund. Geben Sie Nike eine Chance, auch Sie ab jetzt zu begleiten, Sie zu motivieren und Ihnen notfalls im richtigen Moment einen kleinen Schubs zu verpassen. Auf dass Sie zur Tür hinaus und mitten hinein ins Jagdgetümmel nach den vielen Tausend Schritten kommen. Machen Sie Ihr Spiel. Mit Nike. Sie wartet schon auf Sie!

Was aber passiert nun mit den gesammelten Schritten?

Wer über einen längeren Zeitraum hinweg Tagebuch, in welcher Form auch immer, über seine Ergebnisse führt, hat ein wertvolles, da sogar jahreszeitlich sauber aufbereitetes Instrument in der Hand. Um sich selbst das tägliche Gehen schmackhaft zu machen. Sich in der Schrittanzahl zu steigern, einen Walkingplan daraus zu erstellen, neue Strecken auszuprobieren und sich selbst dabei zu überholen. Auch um sich mit Gleichgesinnten zu vergleichen, zu messen und anzustacheln. Erfahrungen auszutauschen. Professionelle Schritttagebuchschreiber würzen ihre Einträge auch noch zusätzlich mit Notizen zu ihrer Tagesverfassung und ihrem Gemütszustand.

Über die Lust am Gehen

Ein liebevoll geführtes Trainingstagebuch ist eine achtsame Form der Superkraft und verhilft uns zu täglichem Dranbleiben und Fortschritt. Wer sich von Laufmusik begleiten lässt und täglich dieselbe Strecke walkt und dabei dieselbe Musik hört, kann schon nach ein paar Runden feststellen, dass sich das Tempo verändert. Auch wenn die Geschwindigkeit nicht gemessen, sondern mit freiem Auge gesehen wird. Den jeweiligen Song zum entsprechenden Kieselstein im Ohr, bemerkt man bald schon, dass er plötzlich nicht mehr zum Takt passt. Und an Stelle des Steinchens überraschend andere Klänge ertönen. Das Lied noch nicht einmal angespielt ist und wir schon die Brücke überquert oder den Fahrradweg passiert haben. Während am Tag zuvor Stein und Ton noch harmonierten. Der Einklang Änderungen unterworfen ist, woraufhin sich ein neuer Rhythmus einspielt. Die Gangart hat sich geändert. Der Walk nimmt Fahrt auf. Extraschritte sind in Sicht. Dieser Effekt funktioniert natürlich auch im umgekehrten Fall, dann, wenn etwas beschaulicher und gemach gegangen wird.

Alle diese Werte sind eine kräftige Prise Motivation im Getriebe von uns Walkern. Wer gestern gut gegangen ist und sein Ziel erreicht hat, wird es heute gleich beschwingter angehen. Weiß man doch, was möglich ist. Selbst wenn der Folgetag sich anders entwickelt. Die Latte bleibt hoch.

Wie die gesammelten Schritte vermerkt werden und ob sie in ein professionell vorgefertigtes Trainingstagebuch, eine

Excel-Tabelle oder ein selbstgestaltetes Tagebuch eingetragen werden, bleibt jedem selbst überlassen. Ist immer Geschmackssache. Und nie leere Kilometer. Denn sammeln und archivieren ist ein lustvolles Spiel mit den gegangenen Schritten, das direkt hineinführt in ein neues Lebensgefühl. Hand in Hand mit Ihrer inneren Göttin.

Machen Sie den ersten Schritt!
Am besten gleich jetzt!

Also, los geht's!

Literatur

Die Kunst des Gehens. Ein literarischer Wegbegleiter. Hrsg: Stefan Geyer

Ich bin dann mal weg. Hape Kerkeling

Das Glück des Gehens. Prof Shane O'Mara

Gehen und Heilen. Jonathan Hoban

Draußen gehen. Inspiration und Gelassenheit im Dialog mit der Natur. Christian Sauer

Laufen. Isabel Bogdan

Gehen. Weiter Gehen: Eine Anleitung. Erling Kagge

Gehen: oder die Kunst, ein wildes und poetisches Leben zu führen. Tomas Espedal

Einfach mal spazieren gehen. Titus Müller

Beweg dich! Und dein Gehirn sagt Dane. Wie wir schlauer werden, besser denken und uns vor Demenz schützen. Dr. Manuela Macedonia

Einfach Gehen. Thich Nhat Hanh

Auf dem Weg. Sabine Claus

Mein langer Weg zu mir selbst. Joschka Fischer

Nordic Walking Training: Vom Einsteiger bis zum Marathon. Rainer Welz

Mentaltraining für Läufer: Weil Laufen auch Kopfsache ist. Michael Ufer

Die Langsamkeit. Milan Kundera

Mein kreatives Geheimnis sind bequeme Schuhe. Mason Curry

Literatur

Kraftquelle Gehen: Beim Gehen, Laufen und Wandern klüger, fitter und glücklicher werden. Klaus Bovers

Kein Sport ist auch keine Lösung. Kerstin Friedrich

Über die Autorin

Daniela Cortolezis ist Autorin des Gartenblogs »Garteninspektor«. Dort erzählt die Garten-Passionista ihren Lesern tausend und mehr Geschichten. Und zelebriert ihre Liebe zu Garten und Natur beim Bloggen, wenn sie nicht gerade mit beiden Händen tief in der Erde wühlt. Wenn sie nicht gerade schreibt, ist sie unterwegs auf grüner Safari. In der Natur entdeckte sie auch ihre Lust am Gehen.

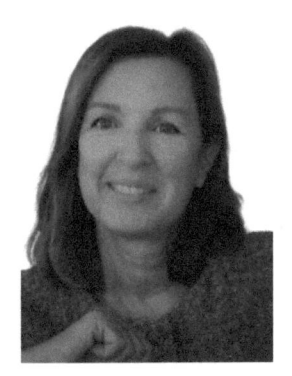

Fasziniert vom Gedanken der Kraft der kleinen Bewegung in den frühen Morgenstunden und der täglichen Morgenroutine hat sie sich auf den Weg gemacht, täglich in die aufgehende Morgensonne zu walken und diese auszuschöpfen. Für Körper und Geist.

Ihre Leidenschaften teilt sie auf vergnügliche literarische Weise mit ihren Lesern auch in ihren Büchern. Nach »der Lust am Urlaub im Garten« – auch in englischer Übersetzung – und der Lust an einem intensiv diskutierten Orchideen-Experiment soll diesmal die Lust am Gehen auf die Leser überspringen.

Cortolezis hat einen Abschluss in Wirtschaftswissenschaften der Wirtschaftsuniversität Wien. Nach dem Studium arbeitete sie lange in der kreativen Welt, ehe sie das Schreiben allem anderen voranstellte. Sie lebt heute mit ihrer Familie in der Steiermark.

Über die Lust am Urlaub im Garten: Weil Garten glücklich macht

Urlaub im eigenen Garten – wie hört sich das an? Nach einer Notlösung in reisebeschränkten Zeiten? Nach Langeweile und schlechtem Wetter? Nach »eigentlich ist das doch gar kein Urlaub«?

Dass das Gegenteil der Fall ist, ein Urlaub im Garten ein echtes Abenteuer sein kann, zeigt die passionierte Gärtnerin Daniela Cortolezis in ihrer Sammlung aus Geschichten, Tipps und Inspiration. Für alle Garten-Fans und Daheimgebliebenen, die zu Hause bleiben, aber gerade nicht immer wieder dasselbe machen wollen.

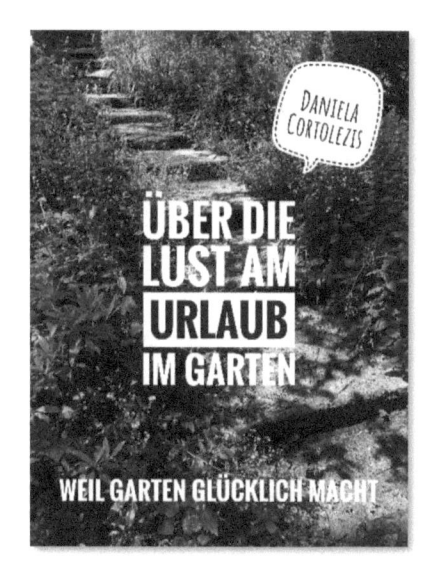

Ein Reiseführer für die schönste Destination überhaupt – den eigenen Garten.

gartenmachtglücklich.de

Das Orchideen-Experiment

Wie oft haben Sie schon beherzt bei einer besonders schönen Orchidee zugegriffen, sich ausgemalt, wie es dieses Mal wirklich, wirklich anders laufen soll – und sie dann doch nur wieder nach ein paar Wochen oder Monaten entnervt aussortiert, wahrscheinlich noch mit dem festen Vorsatz: »Nie wieder!«

Orchideen gelten als besonders empfindlich, was nicht zuletzt den oben beschriebenen Erfahrungen geschuldet ist. Dass es auch einfach und mit Freude gehen darf, zeigt Daniela Cortolezis mit ihrem Buch speziell für Orchideen-Fans. Mit vielen Tipps, ungewöhnlichen Ansätzen und vor allem ohne den Mythos der »schwierigen« Orchideen. Ein Buch für alle, die sich mutig auf ein Experiment einlassen und eine einfache Methode der Orchideenpflege kennenlernen wollen.

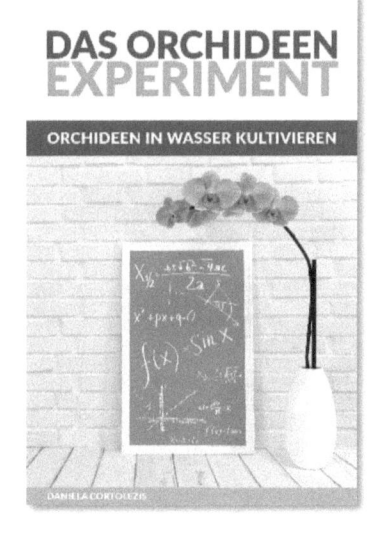

orchideenexperiment.de

ISBN 978-3-7549-6640-2

www.epubli.de